脑力触发：
记忆冠军的大脑训练术

[德] 克里斯蒂安娜·施滕格
（Christiane Stenger）著

王海涛　译

人民邮电出版社

北　京

图书在版编目（ＣＩＰ）数据

脑力触发 ：记忆冠军的大脑训练术 / （德）克里斯蒂安娜·施滕格（Christiane Stenger）著 ；王海涛译. -- 北京 ：人民邮电出版社，2017.7（2017.11重印）
（科学新生活文丛）
ISBN 978-7-115-43429-6

Ⅰ. ①脑… Ⅱ. ①克… ②王… Ⅲ. ①大脑—机能—普及读物 Ⅳ. ①R338.2-49

中国版本图书馆CIP数据核字(2017)第091619号

版权声明

◆ 著　　　[德]克里斯蒂安娜•施滕格（Christiane Stenger）
　　译　　　王海涛
　　责任编辑　王朝辉
　　执行编辑　杜海岳
　　责任印制　彭志环

◆ 人民邮电出版社出版发行　　北京市丰台区成寿寺路 11 号
　　邮编　100164　电子邮件　315@ptpress.com.cn
　　网址　http://www.ptptress.com.cn
　　北京京华虎彩印刷有限公司印刷

◆ 开本：700×1000　1/16
　　印张：14　　　　　　　　　　2017 年 7 月第 1 版
　　字数：161 千字　　　　　　　2017 年 11 月北京第 2 次印刷
　　著作权合同登记号　图字：01-2015-7467 号

定价：49.00 元
读者服务热线：**(010)81055410**　印装质量热线：**(010)81055316**
反盗版热线：**(010)81055315**

别忽视对大脑的管理！

作者克里斯蒂安娜·施滕格出生于1987年，是德国著名的神童，智商高达145，被称为"比爱因斯坦更聪明的女人"。她以德国有史以来最快的速度完成了高中和大学的学习，共获得3次世界青年记忆锦标赛大师称号，并在文章记忆单项中取得冠军，也是世界女子记忆锦标赛冠军。现在她是一位成功的演说家、教师，并在德国的一家网站兼职主持一档节目。这位多面手记忆大师不仅知道如何获取知识，并且通晓大脑的信息存储之道。

内容提要

　　"最强大脑"德国战队最年轻的世界记忆冠军克里斯蒂安娜为我们带来了这本最新的大脑运用之书。通过本书，她将为大家讲解如何使用以及管理我们的大脑。当我们在阅读时、感到幸福时、回忆往事时，大脑里究竟发生了什么？而我们的脑力又该如何触发、如何锻炼？我们又该如何安排时间，如何更好地集中精神同时又能更加放松？如何一心多用？如何提高效率？如何恰到好处地使用大脑？这些问题本书将逐一为你解答。

　　克里斯蒂安娜是有史以来最年轻的记忆冠军，智商高达145，被称为"比爱因斯坦更聪明的女人"。在本书中，她不但用通俗易懂的语言讲解了大脑中不同功能区的工作原理及触发方法，还给出了大脑的管理、应用之道，并提供了一系列的精神锻炼项目，让您更懂您的大脑，并能更好地运用、管理、锻炼您的大脑。

　　本书适合所有希望提高记忆力，希望进一步开发大脑潜能、提高效率的读者阅读，让我们跟着"最强大脑"的记忆大师来学习大脑的运用之道。

献给格特、赫尔基和约斯特。

前　言

"即使大脑简单得足以让我们了解，我们还是愚蠢地无法了解它。"这句话出自乔斯坦·贾德的《苏菲的世界》一书。不过我们很幸运，因为我们的大脑太复杂了！这样的大脑虽然有时候不一定能让我们的生活变简单，但却赋予我们不可思议的力量。大自然给予我们丰厚的馈赠，但有时候却让人感觉少给了一本《大脑使用说明书》。要是能得到这本书就好了。那样的话入学时我们就可以把它放到书包里，或者起码有个电子版可以下载，有它就什么都能搞定了。

我曾反复踏进拖延、强求和思绪不通的陷阱，怎么都没法继续！即使我们的大脑能在任何或好或坏的状态下控制一切，也必须找到能够识别陷阱的方法，绕过它们，专注于那些对我们真正有帮助的功能：我们真正的天赋。其实《大脑使用说明书》并不会让我们变得完美，因为所谓的"完美"总会有些无聊，但是变聪明点总没什么不好。

我想找到将关于大脑研究的知识运用到实践中的方法，更有效地利用我们的精神力量。在读书、学习、实验、采访和自我测试的过程中，我希望您能够参与进来，找到变聪明的方法。今天我们接收的信息量是不是太大了，我们能不能在与媒体的日常接触中更好地处理这些信息？一心多用是不是面对日益增强的日常生活挑战的应对之道？让我感兴趣的问题是，我们通过集中注意力和冥思能减轻多少压力？时间管理方法能真正起作用吗？另外，我感觉自己在纪律性和自我激励方面还有提高的空间。

解决问题最好的办法是，我们不能太过执着于自己的思维模式，而要尽可能地接受不同的观点，并找到创造性的解决之道。但是大脑如何能让我们有所突破？我们在做决定时，大脑是如何运作的？如果我们能知道大脑的运行方式，就能更好地理解这个问题了。我也想知道，我们该怎样管理大脑。良好的运动、营养和睡眠是变聪明的重要方法，当然也会涉及什么是最好的学习方法。

从科学的角度来看，可以认为大脑和"我"是一体的，或者说大脑是"我"的主管。为了更好地展示大脑的运行方式，我在书中所提到的大脑都是具有自我意识的。我不是想告诉大家，我们有两个自己：大脑本来是没有自我意识的，只有"人"才有，我们都明白这个道理。

我希望这场研究之旅能给您带来快乐，让您能更多地了解自己和您的大脑，并从其中的测试中受益，这些测试会让您意犹未尽。我也可以向您保证：读完这本书之后，您会发现自己的大脑如获新生！

目　录

第1章

我的大脑就像坐过山车
或者：现在到底在放哪部电影？ 11

"看看你自己，然后作出改变。"

第2章

关于如何思考的思考！ 31

"吾即吾思，心生万物，世出吾思。"

第3章

如果到了一个未知领域，我会是谁？
——过量信息 53

"互联网对我们所有人来说都是一个未知领域。"

第4章

一心多用能让大脑更高效？ 73

"如果想一次做完所有事，只会一下子就把一切都摧毁。"

第5章

让意识和注意力学会潜水！ 82

"提高注意力不是难事，困难的是心里必须总是想到要提高注意力。"

第6章

我能做到，我能做到！
——压力与理想效率 95

"人是理性动物，但当他被要求按照理性的要求行动时，却又要发脾气了。"

第7章

迟到的人会受到大脑的惩罚？
——如何管理时间 107

"当我们为生活疲于奔命时，生活已经离我们远去。"

第8章

明日复明日!

——积极性和纪律 126

"除了诱惑，我什么都能抵抗。"

第9章

我该不该这样做？

——如何作决定 143

"立刻作出错误决定毕竟能节省时间。"

第10章

我有房子、猴子和马，就缺创造力和生产力 162

"人们可以改变世界或者改变自己。改变自己更难。"

第11章

请安静!

——精神集中与注意力 181

"注意力体现了我们与世界的联系，影响并定义我们的经验。"

第12章

睡眠、运动和大脑食物的影响力

——身体训练 193

"只有意愿是不够的，还必须付诸行动。"

第13章

我怎么能记住所学的东西？

——学习和回忆 208

"我们就是自己的回忆。"

第14章

献给那些急性子的人 222

第1章
我的大脑就像坐过山车
或者：现在到底在放哪部电影？

"看看你自己，然后作出改变。"

迈克尔·杰克逊

混乱或不混乱？

本来两个月之前我就该写完第1章给出版社了，但是直到现在还没写出一行有用的东西。计划赶不上变化！看着我空空如也的屏幕上寥寥数字的文档，我的思绪就像在原地打转。有时候我感觉自己的生活就像一部电影。现在看起来，好像每天我的大脑都在坐过山车：上升的时候听到齿轮吱嘎作响，然后左转、向上、右转，我听到有人在欢呼，向上、又向下，我去哪儿了？我的大脑好像玩得很开心，我却只能站在售票窗口续费，眼睁睁看着。我必须找到使用大脑的最好方法。我们每天大都碌碌无为，缺少变聪明的时间。为什么我们偏偏在最重要的事情上拿不出时间？

我试图安慰自己：为了准备自己的研究课题，我阅读了大量的专业书籍，因此我知道自己在想什么，但是东西非常多，现在看起来还有点乱。

当您在字里行间徜徉、翻书、回忆、思考、无意之间向窗外凝望或者被电话声打断的时候，您的大脑到底在做什么？我们的大脑每天是如何从涌动的脉冲中创造我们新生活的"合集"，也就是属于我们自己的电影或者我们的现实的？我们怎么将自己经历的这部影片做成我们最好的，或者说做成最天才的电影？

在开始寻找之前，我们先来看一下所要研究的对象：我们的大脑。

大脑无限的潜能

我们的大脑有大约1000亿个神经细胞，数目多得就像您很难想象，在看完一场电影之后，人们吃掉了多少爆米花一样。就算海蜗牛，在拥有了几个神经细胞之后，也能少制造一点污垢。

这1000亿个神经细胞的说法我们在书上都看到过。但研究人员却发现，其实没人知道这个数字是怎么得出来的。根据2009年的一次"普查"结果，我们的大脑有860亿个神经细胞。也许这也可以用"爆米花理论"来解释。但是为了简单起见，我们就当有1000亿个，没准中间有算错的。但无论如何这都是一个天文数字，每个人天生都有这么多神经细胞。

我们几乎不可能将所有神经细胞细数一遍。我们的大脑就像银河一样，也拥有1000亿个星体。每个人都在夜晚凝望过晴朗的星空。我们的肉眼仅仅能识别几千个星星，这样您就能了解银河系的广阔了。好吧，也许跟星空比不太恰当。1000亿个……啊，哪怕对德国柏林机场的负责人来说，这也是个天文数字。要想直观地感受1000亿个神经细胞到底有多少，您可以简单思考一下，如果每1秒钟都有人送您1欧元，您拥有100万欧元需要多久。第二个问题是：您什么时候能变成百万富翁？请您大胆地猜一下！别太随意！如果您执意如此，也罢。您是怎么想的？到100万欧元需要多久，10亿欧元呢？

积攒到100万欧元所需要的时间准确地说是：11天13小时46分钟40

秒。但要想拥有10亿欧元身家可得需要一些耐心，因为需要整整32年。那再乘以100倍呢？现在我可不想再数了！

除了不计其数的神经细胞之外，我们的大脑还拥有许多神经胶质细胞（Gliazellen），关于它们的具体数量还没有可靠的数据统计。"胶质（Glia）"来自希腊语，意思是"胶水"。神经胶质细胞的名字就是从这个概念引申出来的，因为这些细胞会把神经细胞聚合在一起。如果把大脑想象成巧克力松饼，那神经细胞就是巧克力块，神经胶质细胞就是面团。最新的研究结果显示，神经胶质细胞除了拥有支持和修复功能之外，还担负着传导脉冲的重要角色。它们可不"仅仅"是"胶水"！另外，据说爱因斯坦有很多神经胶质细胞，也就是有特别多的"松饼面团"。

很久以来，大脑研究学者都认为成年人的大脑不会再发生变化，不会再形成新的脑细胞。但是现在我们知道，即使人到了老年也会在神经细胞之间产生新的连接，生成新的神经细胞，主要是在海马体里。它是大脑的一个区域，主要负责记忆和学习。

短时记忆的信息在海马体里进行汇总，产生新的记忆或者更新旧的记忆。如果海马体——形状跟海马很相似——受到伤害或者被移除，那新记忆的存储时间就只有几分钟。但是已经储存在大脑皮层里面的记忆内容，大多数情况下都能继续发挥作用。大脑皮层是只有几毫米厚的褶皱层，跟大脑很相似，像个核桃，"体现了人类最复杂和最高级的大脑活动"。

太好了，我们每日的活动场景都是在一个巨大的核桃里产生的！由数以百万计的单个感知形成了我们对世界的认识。就像在电影院里一样，我们没法看到记录下来的每一个场景。我们的大脑就像电影导演和剪辑师一样，将不重要的信息剔除出去。我们的电影最终都是一部经过主管筛选的作品，只是对外部世界的反映。正是这样的筛选特性让我们能够把身边建筑工地的噪声撇在一边，听清楚同事在电话另一头的声音。我们的大脑拥有许多神奇的特性。例如，它可以在我们没有意识到的情况下，将复杂的内容保存为图片。因此，每当我们听到"美国总统"这个关键词的时候，就会在脑海中涌现出不同的图片，我们可以联系到很多记忆（也包括知识）——一些美好的、忧伤的、有趣的或其他难忘的记忆。也许我们会想起约翰·肯尼迪在舍恩贝格市政厅前面说过的一句话："我是柏林人"；或者我们还记得，贝拉克·奥巴马在勃兰登堡门前做演讲的时候脱掉了他的夹克。

您还记得大脑中专门负责储存新记忆的那一部分吗？快乐的海马？很接近了。为了更好地、更长久地记住专业词汇，您可以反复利用形象记忆法，以图片的形式记住概念和功能。本书会为您提供一些示例，例如：

形象化的海马：在学习的时候，您可以想象一只勤奋的河马（Hippo）在大学校园里（Campus）坐在一堆书上学习，这样您会更容易记住"海马（Hippocampus）"的意思。

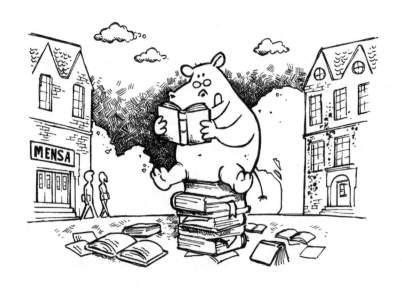

一开始您可能会觉得这些奇怪的照片根本就没用，但是您很快就会注意到，信息一眨眼就留在记忆里了。

大脑和一只小狗有什么共同之处？

我们大脑的复杂程度出乎人的意料，它非常神奇，每天都能做出令人吃惊的事情，但是它也有些根本性的缺点，我们应该有所了解。

第一，大脑相对于身体来说非常"自我"。很有可能是为了让我们能生存下去，因此在能量供给方面，它拼命"往前挤"，但是有时候会骗过我们的眼睛。例如，它会暗示我们一定要得到什么东西，因为它自己特别想得到表扬。第二，大脑很"懒惰"。它老想找舒服的路走，这样会让自己尽可能地节省能量。所以人们永远都无法知道，以后会发生什么！第三，它还是一只"习惯性动物"，因为它喜欢一切自己信任的东西。因此我们经常会对新的道路心生怀疑，为了离开崎岖的道路，必须时不时地跟我们的大脑来一次严肃的对话。第四，它总是想"掌控"一切，当然了，作为身体的控制中心，这样做并不是很过分。第五，它还很容易"轻信"。无数研究证实，只要我们反复倾听一个事实，我们就认为这是真的。这一点也经过了大量实验的证明！心理学上，人们将这种现象称为"真理效应"。同样，我们会长期将以问题形式进行的表述认为是真理，因为我们的大脑没有专门来储存问题的合适格式。第六，它特别需要和谐，一定要得到别人的"喜爱"，或者至少和其他人合得来。最后，我们的大脑非常"好奇"，因此也就很容易"分心"。

正是因为大脑拥有这些特质，我们才能好好地活着，可能有时候会有点偏离目标。原则上来讲，我们的大脑好像一只小狗，非常好奇地想尝试一切，喜欢玩，然后索性慵懒舒适地随便一躺。因此我们要特别用心地好好照顾我们的大脑，然后找出最好的方式积极应对各种问题。

天才？——还不算晚！

后来人们才知道我们的大脑处于不断变化的过程中。我现在的大脑已经不是我开始写书时候的那个了，而读完这本书之后，您的大脑也会焕然一新！一方面，因为您可以借助这本书学习和体验很多不可思议的新东西，它们可以给您的生活带来积极的改变；另一方面的原因是，我们在生活中发现、感受或者体验的所有一切，会影响我们大脑的结构和功能。这个过程称为"适应性"，可以让我们的大脑终生保持其可塑性。在这样一个瞬息万变的世界里，适者生存，因此这样的特点自然就很有意义。我们所经历和学习到的一切都会产生与脑细胞的新连接，具体来说就是形成突触，新建、改建以及重建神经细胞的连接——神经键。因此，2014年度丛林女王亚军拉里萨·马罗尔特极富哲理地说："我还没完全适应自己。"因为我们自己始终在改变。

这种持续变化过程的好处就是，即使我们人到老年，如果方法得当，仍然可以学习几乎一切新知识，并且完全可以改变我们的行为模式！尽管人们原来对此心存疑虑，但现在已经经过了神经科学的证实。欢呼吧！

塑造我们大脑的主动权就在我们自己手中，只是还需要勤奋、激情和很多严明的纪律。

您想要拥有日臻完美的能力吗？其实方法非常简单：充满激情和动力地练习10000小时！也就是在10年时间内每天练习3个多小时，不过周日可以休息！这种结合乐趣和专注力的勤劳工作几乎是最保险的方式，可以在平均天赋的基础上让您所有可能的能力达到专业水平，不管是掌握一种乐器、学习一门艺术、练习滑水或者在任何科学领域。得出这项研究成果的是佛罗里达州立大学的瑞典心理学家安德斯·埃里克森。

对杰出作曲家人生经历的研究显示，他们大多数出类拔萃的作品都出现在大约练习了10000小时之后。只有像莫扎特或者帕格尼尼这样的"天才"，才只需要9年的时间。

也就是说，只要通过严格专注的练习，就可以批量生产天才少年。中国就是一个例子：据估计，中国大约有5000万人可以达到专业钢琴演奏水平，其中包括数以万计的儿童，我们就称其为天才。

对我来说没法做到坚持10000小时，我到现在为止都没有一天能安心写上3小时的书。我只是想更好地了解自己的大脑，所以我需要采取另一种策略，因为我主要想更加专注、高效同时也更放松地工作。这时候也会出现一个问题，要想达到这个目标，智力有多重要？而智力到底是什么？

智力的双重意义

心理学家雷蒙德·卡特尔于1971年提出了晶体智力和流体智力的划分，以直观地显示大脑的功能。

晶体智力包括所有我们生活中所学到的知识，也就是借助教育获得的知识，其中也包括我们的文化熏陶、实用知识和我们所获得的其他所有能力，从骑三轮车到北欧式健步走。事实上我们不仅可以通过获取新知识或者训练新能力保留这种晶体智力，还可以不断提高这种能力，即使年事已高。所以即使我们超过50岁，还能成为冰壶奥运冠军，80岁还可以游泳、跳舞和学习汉语，超过90岁还可以从乒乓球或者游戏机中获得乐趣。

形象化的晶体智力：如果想牢牢记住"晶体智力"这个概念，您可以想象自己是一位"水晶"研究专家，花费了很多时间和精力掌握了当前关于水晶钟乳石的所有知识。

这些都是很好的理由，来说明"少壮不努力，老大徒伤悲"这句话并不是完全正确，但这句话还是包含了很多真理。让所有的孩子都尽可能地得到良好的教育至关重要，应充分发挥孩子的兴趣和热情，在人生的初期阶段为今后的生活打下坚实的基础。孩子尝试的东西越多，就会在大脑里产生越多的神经键，这样他们在今后的生活里充分开发自己潜能的机会也就越多。哪怕孩子小时候就弹过几个星期的吉他，或者手里拿了拿网球拍，抑或在冲浪板上站了会，他们成年以后获得这方面能力的速度也会快很多。如果您孩童时期去博物馆时感到心潮澎湃，那以后您进入艺术的大门就会更加轻松。如果您小时候得到父母的赞许，建立起了充分的自信，那以后也会更加自信地走完自己的人生。因此要为您的孩子创造尽可能多的机会让他们去尝试！

即使我们已经成年，也完全可以获得新的知识和能力。也许我们不会成为体操世界冠军，也不可能获得诺贝尔物理学奖，但谁知道呢？还有很多其实我们可以达到的目标，虽然不像从小就开始的孩子那样，我们需要付出更多的努力。"少壮不努力，老大勤补拙，机失不复得。"稍做修改之后的这句话很明显就更合适了。梵高一开始也没受过大学教育，直到27岁才自学成才，而梵高先生如向日葵般的绚烂画笔提高了他的晶体智力。

"流体智力"体现的是解决问题和逻辑思维的能力，另外包括我们思考过程的效率，也包括我们的天资，例如我们大脑神经传导的速度。

形象化的流体智力：您可以想象自己坐在一艘红色的橡皮船上，漂流在河上，河水一般都是在流动的，而船破了一个洞，您必须解决这个问题。

很久以来，人们都认为无法理解流体智力。2008年，伯尔尼大学的心理学家苏珊娜·嘉积和沃尔特·佩里希以及他们的团队经过研究证实，人们也可以通过锻炼提高自己的流体智力水平。

锻炼工作记忆是一个特别好的提高流体智力的方式。这是一种高速缓存，可以帮助获取领会一种状况、解决复杂任务和获取新知识等方面的信息。这种工作记忆的效率也取决于我们的专注度。您可以从第11章中获取更详细的信息，可以测试自己是不是也能提高流体智力。

因为我们就是自己电影的主演和导演，所以我们在相当程度上可以决定，我们的电影是不是会卖座。

经过测量的智力水平对我们的生活道路有什么影响？

从 20 世纪初开始，我们的智力水平就可以通过智商（IQ）测试来进行检测，可以检测我们解决逻辑、集合和语言问题的能力。IQ 一直被认为跟流体智力一样无法改变。但它既没有固定的大小，也不会代表人的实际能力，因为我们的好奇心和激情比单纯的高智商可以让我们取得更高的成就。所以它对我们的事业也许不像我们想象的那样有直接影响。

1921 年，斯坦福大学的心理学教授刘易斯·特曼曾经做过一次关于高智商的独特研究，他对 1500 名智商达到或超过 135 的孩子进行了为期 10 年的跟踪调查。许多孩子后来都很成功，但却不是最成功的。其中没有一个高智商的孩子获得普利策奖或者诺贝尔奖，而获得诺贝尔奖的威廉·肖克利（1956 年）和路易斯·阿尔瓦雷茨（1968 年）却在他的研究中位于"智商不够高"之列。

结果显示：尽管高智商对获得如此高的成就不会是什么障碍，但其他的因素却更有决定意义，那就是人们的性格、激情，甚至有时候是某种形式的痴迷，才促使这些人获得了最高的成就。另外，如果您有兴趣，并且能成为诺贝尔奖获得者的学生，具有良好的研究环境，会提高获得诺贝尔奖的概率。托马斯·阿尔瓦·爱迪生就曾说过："天才是 1% 的天赋和 99% 的汗水"。

复杂——更复杂——人脑

如果进一步观察我们的脑部，特别是我们还没有认识和理解的地方，对这些地方我们也没法施加特别的影响。我们先暂时回到神经细胞。每个神经细胞都是集体中的一部分，可以和其他神经细胞形成数以万计的连接。

脑的首要任务是维系我们的生命，保护我们不受危险的伤害，对外部和内部的干扰作出反应或者进行平衡。它也是一个有着复杂网络的系统，包括了大约1000亿个神经细胞和上万亿个神经键。您在阅读这几行字的同时，神经细胞就会将您的感官知觉传导给您的脑部。这时候神经细胞只决定是否将脉冲传递下去，如果继续传递，是以什么样的强度。神经细胞的工作原理某种程度上就像一位无线电操作员，使用摩尔斯密码传递信息。简单来说，现在研究的出发点就是，如果我们越"聪明"，神经细胞相互之间的连接就越好。对，网络连接越紧密，我们就可以越快地从我们所存储的信息池里调用信息。为了能形成更多的神经键，我们的脑部始终需要新的投入。

男性的脑部质量超过1500克，女性的稍轻一些。另外，阿尔伯特·爱因斯坦的脑部质量是1230克，明显低于平均值。可见，智力水平并不取决于脑部的大小，这也可以从抹香鲸身上得到验证：脑部的质量可以达到9000克，而它很可能连一乘以一都算不出来。它其实也不需要算，因为它的任务就是照顾将近40吨重的鲸身，而这样大小的脑子似乎绰绰有余。实际上按照和身体尺寸的比例，人脑非常重，1000亿个神经细胞和神经键必须找到自己的位置。而且人脑对能量的需求也很大。事实上，人脑占人体质量的2%，每天却消耗20%的能量，比一辆电动汽车的耗电量都要大，相当于一辆SUV。我们的神经系统——周围神经、脊髓和大脑——的形成，反映了人脑在进化史上的发展过程。我们的脑能像今天这样工作，是经历了几百万年进化的结果。

为了让您后面更好地了解，如何让您的脑部忙碌起来，我现在先简单地给您介绍它的几个主要区域，其中大部分会参与我们的学习活动。在本书的其他部分也会对单个区域进行解释。

为了让您有一个大概的认识，我们先来粗略地划分一下，人脑整体包括脑干、中脑、小脑、大脑和大脑皮层。

形象化的主要脑部区域： 您可以假想下面这样一幅图片，您看到一棵大树，它有粗大的树干。现在飞来一只燕子，落在了树枝上，本来上面已经有一只小麻雀睡在舒适的鸟巢里。在树冠上停着一只大老鹰，嘴里叼着一块树皮。

而您现在之所以能把书拿在手里翻页，而且还能用笔标记出有趣的位置，是由于您的脑干和其他部分的共同参与。脑干是身体和脑部的连接部位，可以将感官信息传导给更高级的脑部区域，从那里再将运动信息发送到外围，也就是四肢。当然这不仅仅是脑干的任务。我们的脑部是一个有着复杂活动的系统，有许多区域参与到这些活动中来。

人脑

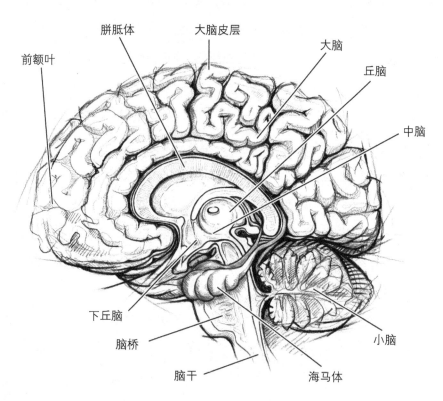

另外，中脑还包括丘脑和下丘脑。在丘脑中有一个非常重要的大脑转换点。在将有关信息传递给大脑中的"相关"区域之前，所有的感官知觉都会在此通过。因此丘脑也被称为"脑皮层之门"。

形象化的丘脑：燕子就代表中脑，它飞过河谷纵横的宽阔峡谷。我们通过感官接收的所有新信息，都必须首先穿过这个峡谷——就像在丘脑里，然后再传递出去。

不光是您现在读书的时候，在任何情况下，下丘脑都会照顾您和您的身体。它是内分泌系统和生命必需的如呼吸、心率、血压和代谢，也就是饥渴等功能的指挥中心。

形象化的下丘脑：为了便于记忆，您可以在这里想象一只受激素控制的快乐海马，或者一只敏感的、忧郁的河马，老是担心自己的健康，同时还必须不停地在峡谷游荡。下丘脑，瞧！

另外中脑对我们的感觉和人际关系也很重要。它有足够的能力存储来自外界的影响，而且在我们的生命中形成我们永久的经验。也就是说，我们可以学着更好地与我们的感觉相处，而且可以改善与其他人的关系。"小燕子"很喜欢跟人交往，而且学习能力很强。

小脑协助脑干负责运动机能，如果您本能地跳起来就会感受到它的存在，或者电话铃响起来的时候把书放到一边。如果您身边突然出现了一只狡猾的剑齿虎，那么您的小脑也会开启。但好在我们现在不大可能碰到这种情况了，因为这种动物早在大约12000年前就灭绝了。但是它在我们的大脑中还是留下了不可磨灭的印象，因为这种下意识的本能反应是大自然赐予我们的福祉。这样我们就不用花上半个小时去考虑：是应该邀请剑齿虎到一个阴凉的地方喝杯咖啡聊聊，顺便吃个葡萄干点心，还是立刻逃走。

另外，小脑还参与控制姿势和平衡。小脑的功能会受到酒精的影响，导致无法完美地控制身体和眼睛之间的精确调准，所以过多的饮酒多少都会引起众所周知的"故障"。另外小脑对协作或演奏一种乐器，也就是所学的动作流程有着重要的意义。通过脑干中的脑桥连接您的四肢和大脑的运动中枢，它们也会参与所有肌肉运动的协调和微调。

下面我们来看看大脑，这是我们脑子里最发达的区域，对我们的智力有决定意义，简单来说，让我们的思考变得可能。它让您有能力将字母组合成单词，例如可以理解这篇文章的内容。大脑由两个脑半球组成，又分成不同的脑瓣，它们通过一个中心带——胼胝体相互连接。在大脑的这片区域里，感觉器官获取的信息被连成一体，然后跟我们现有的信息，也就是经验所得进行比较。

大脑的左半球负责控制右侧身体，而右半球则负责左侧身体。现在我们众所周知的那条规则，即左半球负责逻辑性，而右半球负责创造力，并不成立。一切变得更加复杂，但总体上我们大脑的左半球更多地负责理性思维，也就是逻辑、分析、数字等，特别注重细节。如果我们要解数学题，或者记住一些事实如生日或者将一切都大大简化的新国际银行账户号码，我们就会特别用到左半球。我们的语言中枢也主要坐落于此。因此左脑经常被认为是"更优秀"的半脑。但我们不应该过度解读两个脑半球的划分，因为我们的意识来自于二者的协作：完美的互补。

右脑更多地负责创造力、面部表情、手势、音乐和空间意识，它始终有大局观。我们可以这样想，右脑总是在不停地思考有创意的借口，因为左脑在认识上搞砸了。

两个半脑会有特定的任务分工。例如，左脑在处理声音刺激上速度更快，而在处理视觉刺激上右脑更有优势。但是如果我们摄入了太多酒精，这些能力就会接近另一侧相对应部分的较低水平，这会导致我们几乎无法抑制地"变蠢"，而且我们的反应能力会大幅降低。

大脑皮层简称为皮层，是大脑的表层，也就是您所熟悉的"大核桃"。这里有我们的"电影制片厂"，或者说"皮层电影制片公司"。尽管大脑皮层的不同区域负责各自的任务，但是在我们的脑子里却产生了对外界的一致看法。大脑皮层是在进化过程中最后产生的，它拥有决定性的功能，在这里形成了我们对环境的自觉处理方法。

例如，要想评价文章的内容、解决问题或者作出决定，大脑皮层的一个区域——就是前额叶必须首先"出面"。神经生物学教授艾美·雅恩思坦说，这里也会产生"那些不是由于外界刺激或者我们感官知觉所滋生的想法"。像"我想读这本书"这样的想法，如果没有前额叶的参与是无法实现的；我也无法对进行一次为期一年的环球旅行的冲动作出反应，也没法权衡这项决定的利弊。而且对一个主题的思考、想出自己的理由和形成自己的观点或想法都在前额叶进行。也就是说前额叶是一个不可或缺的区域！

形象化的前额叶：请您想象一下，您的前额冲向一片玻璃，给额头重重一击。现在您不仅能看到小星星，还能看到来自得克萨斯州最美丽的珊瑚鱼。

在大脑皮层下面有一种白色的物质，也就是所谓的"白质"。这种神经元网可以实现单个大脑区域之间以及与脊髓的通信。大脑还包括大量其他的区域，例如边缘系统或者基底节，我稍后会再谈到。

自身的现实

我们的大脑通过所有的5种感觉器官所接收信息的同步联网，形成我们自己的现实，并且可以让我们思考、表达感觉、作出决定、检查自己的个人价值体系，这样也可以让我们思考自己的态度。换句话说，每个人都生活在自己的"小宇宙"里。

但到底是什么对自我产生了最重大、最有决定性的影响呢？为什么我会像"我"这样去做？我想粗略了解一下，跟我有关的这个"我"到底是谁。

一方面遗传的基因决定了我们的个性，另一方面丰富的经历让我们成为现在的自己，并指引我们前进的方向。对于基因先天决定的部分我们没法施加影响，同样也没法影响我们幼年的特性，但我们能决定如何处理我们的经验、随时准备好体验新的印象，以及积累我们的知识和认识。我们可以拍摄属于自己的电影，不是仅仅按下"拍摄"按钮，而是坐上导演的交椅。您的电影就会按照您设想的进行下去。因此我们要保持好奇心，提高我们的关注度和感知度，注意我们自己的和其他人的感受，因为这样会扩展我们的经验和记忆宝库，为今后的决策打下更好的基础。这样听起来已经很好了。但是还是有些我们可以"拧的螺丝"，并进行调整。我们必须现在就开始行动了。

大脑是水族箱

因为我们将信息形象化之后，大脑的记忆效果最好，我就为大脑想出了一幅图片，可以对您的阅读提供帮助，更好地了解我们大脑的工作方式。对我来说，这种"有序的混沌"看起来是这样的。

形象化的大脑：请您再想象一下得克萨斯州的珊瑚鱼，它正在一片巨大的海洋中和许多五彩斑斓的鱼、海龟一起，被温柔的水流带着幸福地游来游去。最起码珊瑚鱼自己是这样认为的，直到它的前额撞到了一块玻璃上。这是一块巨大水族箱的观赏玻璃，而珊瑚鱼还没真正和玻璃板打过交道！

我们换一个视角，作为观赏水族箱中鱼儿的人类，从外面来看一下我们大脑的工作方式。您可以想象一下观赏者所处的环境，就像在一个巨大的电影院里，里面有舒适的座椅，可以让我们不受干扰地观察大脑。

我们坐在其中一个漂亮的红色天鹅绒扶手椅上，看着这个巨大的、五彩斑斓的水族箱。这就是我们的画布、一个舞台，我们可以看到此刻我们意识到的东西，某种意义上代表着我们脑子里现在播放的电影。水族箱里有不同的鱼类和其他海洋生物在嬉闹玩耍，它们就代表我们现在的想法。当然在这个巨大的水族箱里有一些鱼类和其他海洋生物，它们在黑暗的水里游荡，我们现在看不见它们。这些代表了我们所有的记忆，我们的知识，以及在我们的记忆中游荡的一切。

我们所说的是一个巨大的水族箱。因为我们所有想法和记忆的巨

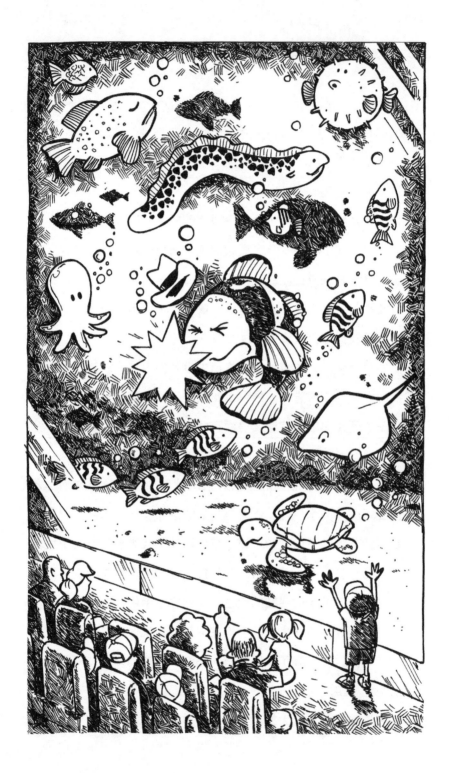

大数据量，本来这个水族箱至少要像地中海一样大，不对，也许跟所有海洋加起来那么大。

现在您在读这一部分的时候肯定会有疑问：作者是否拥有水族箱中的所有鱼和其他海洋生物？但是您会看到，这种将大脑形象化的方式会在我们的研究之旅中给我们继续提供巨大的帮助，可以让我们更好地理解大脑的各种功能和活动。

我们以后会知道什么？

在大脑研究领域中成像技术的巨大进步，让我们可以越来越精细地研究大脑的工作原理，神经科学研究在过去几年里取得了不可思议的进步。但是要想获得不同研究领域的所有成果并不容易，因为全世界大约有 5 万名研究者致力于揭开大脑的秘密，每年会发表约 10 万篇关于最新研究成果的文章。人们对欧洲的"人类大脑项目"寄予厚望，项目在未来 10 年内将获得超过 10 亿欧元的资助。中国和美国也开展了大型的大脑研究项目。尽管取得了这些科学进步，但是人类到底能不能解开大脑的所有秘密，这个巨大的拼图是不是真的完全由无数个小块组成，还是个问号。

但大脑研究人员还是给我们提供了相当多的中肯观点，教给我们如何以及在何处处理突如其来的混乱局面。不过我现在就想知道：这些知识给我带来了什么？我的研究之旅已经万事俱备，现在只需要启程出发。首先我想看看，到底是什么提供了大脑坐过山车的动力。它到底是如何思考的？

本章要点

- 我们的大脑通过对海量信息的筛选拍摄了一部自己头脑中的电影。

- 我们的大脑反映了其进化过程。

- 要想成为天才什么时候都不晚。

- 高智商不是天才的保障，更重要的是激情和动力。

- 通过形象化可以更好地记住信息。

- 我们的大脑很像巧克力松饼，有一点是可以肯定的：人们永远都不会厌倦它们。

- 我们的大脑就像老板，一整天都在忙碌，但还没有人知道它具体是怎么工作的。

这样做会让您变得更聪明

- 发掘您的激情。

- 如果想做到完美，需要练习超过 10000 小时，不过万事开头难。

- 吃一堑长一智，那就犯几次错误，然后从中学习。

- 如果想获得奥斯卡奖、普利策奖或者诺贝尔奖，就持之以恒！

- 坐到您的天才椅上，噢，对不起，是导演椅上，开拍！

第2章
关于如何思考的思考！

"吾即吾思，心生万物，世出吾思。"

释迦牟尼，佛教创始人

动物园里的新人

几年前的仲夏，我和一位好朋友坐在慕尼黑的一间路边小酒馆里，沐浴着温暖的阳光。我刚刚拿到硕士毕业成绩。因为成绩不错，我们喝了一小杯香槟庆祝一下，也可能是两杯，记不清楚了。我们俩心情都很不错，稍微有些醉了，然后我们就决定做点有意义的事——去动物园。我们很快就来到一间大鸟舍前面，看到里面有几只五彩斑斓的奇怪的鸟。因为这些长满羽毛的朋友给我留下了很有趣的印象，所以我就问我的朋友，该如何称呼这些可爱的小动物。她走到一个标志牌前面告诉我"帕克豪斯（Pacchaus）1"。我吃了一惊，然后就想，既然"帕克豪斯1"那么可爱漂亮，那"帕克豪斯2"会长成什么样。我们又看了一下标志牌，希望能找到点提示信息，从哪里可以找到"帕克豪斯2"。但是上面写着"停车楼（Parkhaus）1"。这种情况很明显：好吧，到底是什么？我们身边的一对恋人都忍不住笑了，我们俩羞愧得无地自容。

如果我们没有注意自己的大脑，没有跟上大脑的脚步，就会发生这样的事，因为它偶尔会很快修正自己的错误显示。我很快就清醒了，突然意识到，这次经历给我开启了一个全新的视角，让我了解自己到底是怎么思考的。

我们对思考到底了解多少？

几千年来，人们绞尽脑汁地想知道我们到底是怎样思考的，它跟我们的意识和智商有什么关系，尽管人类在脑科学研究方面取得了巨大进步，但在过去几年里对这方面的了解基本上还是处于初级阶段。

通过大学期间对思考的理解，我始终认为，本来我能控制自己的思想，能非常符合逻辑和理性地思考问题。但后来我越来越意识到，有时我做的事情刚好不在计划之中，就是因为这件事比较简单，或者我刚好能通过这件事获得特别多的乐趣。我们已经知道，大脑是比较懒惰的。所以尽管我本来打算写书或者准备去喝啤酒，但有时候却会花上几小时阅读网上的"文章"，并开始收拾书桌。我的奖励制度看来比我的意愿更强大。

有时候也会出现这样一种情况，我一整天都纠结于一件我现在根本无力改变的事情，然后根本无法摆脱自己的消极想法，尽管我知道摆脱它们更有意义。对于具有逻辑性或者创意的想法我也不是总能认真加以思考，经常会有出其不意的新想法：在电梯里、刷牙的时候或者跟人聊天的时候突然想到。

我感觉自己需要在两个完全不同的层面转换。一方面我想好好工作，坚持完成自己的任务；另一方面更愿意晒晒太阳，好好休息一下，不想那么理性。我注意到，我其实根本就不太了解人是如何思考的。我们现在就来好好看一下。

一个小试验

请您先暂停一下手中的工作，然后仔细想一想您现在正在想什么。现在！也许您会想："什么意思？不，我才不干呢。我从来不在书里做练习！"我非常能理解。您也许会认为："我现在什么都不想，而是在读书。"或者您会问自己，现在是不是真的应该稍微休息一下，简单考虑一下自己的思维模式。或者您认为关于如何思考的这一段刚好让您感到很讨厌。那您想到什么了？不管怎样，您可以观察自己，并且知道自己想到了什么，对吗？

现在请您不要再想象一只小长颈鹿了。尽管我们本来不是要想到它，但它就在那里：轮廓有些模糊，又小又黄。尽管我们不是每天都能看到长颈鹿在路上跑，但是我们的脑子里马上就能浮现出这样一幅画面。因为大脑不仅会提问，而且也不会特别保存不好的请求，也就不包括"不"这个词。现在您"不要"去想今天的午饭，它却又出现了。

我们回到长颈鹿，请您再随便想一个其他的事物，然后把它跟长颈鹿联系起来。例如狮子，因为狮子会吃掉小长颈鹿。然后请您再选出另外两个词，然后把它们连在一起，形成眼前的一幅画面。现在您想到和看到了什么？为什么您刚好能想到这两个词？它们是如何出现在您的脑海里的？

大多数情况下我们都没有意识到自己是怎么思考的，也不清楚自己怎么会有这些想法，以及这些想法是如何产生的。但事实上，我们可以观察自己有意识的形象思维过程。

有人用白熊做过一个著名的试验，证明我们确实没法控制自己的思想：所有试验的参与者被要求，在5分钟的时间内"不能"想白熊。在这段时间里，被试验者大声地说出自己脑子里的想法。每次他们想到被严令禁止的白熊时，都必须按一下铃。没人能做到在5分钟的时间内不去想白熊。平均至少1分钟就能想到一次。很明显，要想控制自己的思想根本就不容易。与之相连的试验设计也得出了一个不同寻常的结果。现在，那些之前必须克制自己不去想白熊的被试验者可以完全有意识地去想，而第二个小组必须立刻想到白熊。您怎么看？谁想到白熊的频率更高？不是第二组！之前被强迫不想白熊的那一组按铃的频率更高。

如果我们强迫自己不去想某个特定的东西，我们会根本没法忽略这样的想法。看起来的实际情况是，我们越是压抑自己的想法，我们的大脑却好像越是要将它找补回来。

心理图像的魔力

我们能对自己的思考作出反应已经是很令人吃惊的了。但我们的大脑还可以做得更多。它是一个真正的奇迹！我们学习跑步、说话和写字。例如，我们可以判断一个球的运行轨迹，然后抓住它，通常并不需要精通物理知识。我们不需要计算球的加速度、质量或者速度。但我们的神经元网络却拥有物理模型，我们可以由此产生预判，球大体会落到哪里，以及我们的手应该放到哪里。我们有能力学习外语，区分几千个诗人或者了解对方的感受，而且在科学和艺术方面取得的成绩似乎没有边界。我们可以登上月球，向太空发射卫星或者安装深海电缆，好吧，我得说是我们中的一些人。人类始终有自己想实现的幻想，即使这些幻想一开始好像遥不可及。有时候人们会思考几百年，该如何实现它。您想必知道，人类飞行的梦想是在20世纪初通过"飞机"实现的。

同时，我们根本学不会某些东西，而且考虑问题经常太目光短浅。现在就举一个"小"例子，人类在过去几十年里，给公海"贡献"了大约1.5亿吨塑料垃圾，这个数量相当于在海里有至少3000万头大象。所以，研究人类的思考模式就很有意义。

现在我们不仅能观察自己的思考过程，借助于功能性磁共振成像技术，简称磁共振成像技术，我们也可以看到其他人的思考、行动或者感受，至少是一小部分。可能是因为大脑活动的可视化是通过所谓的"血氧水平依赖效应"实现的：在一个特别强大的磁场中，可以看到富氧和贫氧血液的不同属性。所以可以通过磁共振成像技术用不同颜色标示出参与思考过程、情绪或者某项活动的大脑区域。换句话说，我们可以真正地看到我们的大脑是如何工作的。

神经科学家大卫·伊戈曼将人类现在观察大脑活动的方式，与从航天飞机上观察地球上欧盟的当前政治和经济状况的视角进行了比较。我们在认识和了解关于我们如何思考和行动、意识和情绪如何产生与相互作用等方面还有很长的路要走，而且要想真正弄懂欧盟，可能需要花更长的时间。

谁在控制我们？

现在，为了了解我们的思考过程，我们不需要再钻到脑子里去看。即使我们还没有得出最后的答案，到底谁在控制我们或者是如何控制的，我们有没有自由意志，心理学研究人员仍给我们呈现了一幅关于我们如何思考的图景。而这个过程不是一直都很符合逻辑，不像人们认为的我们本来就具有理性思维能力，思考问题一定会有逻辑性。其实根本不需要太费周折我们就可以意识到，所有的一切不总是合理的。就连我怎么看待自己，都永远存在感性和理性、渴望和理智之间的冲突。我知道，每周做3次运动和健康饮食是理性的，每天至少呼吸2小时的新鲜空气也是个好主意。但我是这样做的吗？当然不是一直这样。有时候我们根本不管合理还是不合理，而是根本什么都不做！我们虽然经常觉得这样或那样做很聪明，却还是无动于衷。但我们做不到无限的逻辑思维和行动也是一种幸福，否则一天结束之后我们会很无聊，也就不会有我们可以为之一笑的"帕克豪斯1"了。

我们之所以是现在这样，之前提到过，要感谢两个方面的重要因素。一方面因为我们的个性是由基因决定的，另一方面是通过我们的教育和经验。就好像打牌的时候，手里的牌完全是随机的。但是最晚到我们成年伊始，只要我们保持健康，上述两个方面的因素就可以对自己的状态和未来的经历产生重要影响。

我们思考的5个特点

现在我向您简单介绍一下我们思维方式的5个重要特点。它们会向我们展示思维和行为的性质。首先我们必须弄清楚，我们其实不太能决定自己的潜意识。如果能知道思维大体该怎么运转，我们就可以理解自己的行为，让自己的生活变得简单。

第一，我们的思想来自一个化学和机电套件

很长时间以来我基本上认为我们的思想是无形的，但是思考到底在多大程度上是有形的？我们来回顾一下，我们自己每天播放的私人电影是如何在脑袋里产生的。我们的大脑自己坐在我们漆黑一片的头骨里，一开始根本什么都看不到、听不到、摸不到、尝不到或者闻不到。只有通过不同大脑区域对感官知觉的转化，我们的电影才有了同步的听觉、触觉、味觉和嗅觉。我们的经验、感觉和思想都建立在这些心理感知的基础上。它们在大脑中产生，而大脑可以实现在电子和化学脉冲基础上的信息传递。

但这种通信方式是如何在神经元之间运行的？一个神经元有一个细胞核和一个轴突，轴突主要负责传递脉冲，类似于发射器。另外，神经元还拥有数量惊人的树突，它们就像触角一样从细胞向所有方向伸展，这样就可以和许多其他神经元的轴突建立联系。树突的主要任务就是接收来自其他神经元的信息。轴突与其他神经元树突的连接点就是神经键，通过它们实现了通信。一个活跃的神经元可以从细胞体产生电子脉冲，传递到轴突顶端。轴突顶端可以通过这种脉冲释放化学递质，也就是神经递质。在神经键上电子信号被转化成化学信号，可以通过轴突间隙进行传递。接着重新转化成电子信号，通过一个树突传递到相邻的神经元。然后在这里重新释放电子脉冲，至少是这样的，如果脉冲信号足够强大；否则就会受到抑制，信号就无法继续传递了。有些接收器可以继续传导，其他的不可以，因为它们认为这个脉冲不重要。所以我们的大脑始终只接收那些被认为是重要的信息。

因为我们的大脑会过滤传入的信息，以应对巨大的数据量，所以我们只能认识到事实中具有个人色彩的一部分。准确地说，我们大脑中运行的很多程序都通过感官或多或少地得到补充和修改，关键词是"帕克豪斯1"。有时候我们深知自己会对显而易见的事情充耳不闻。我在找我的眼镜，却看不见它，因为我沉浸在自己的思想世界里，而它其实就在我眼前的桌子上；或者我在抽屉里翻找地下室的钥匙，却视而不见，因为我认为自己把它忘在了其他某个地方。也许您也知道有一段视频，里面讲的是要数一数篮球队中穿白色球衣球员的触球次数。因为注意力完全放到了比赛的传球上，人们经常会忽视画面上跑过的那个穿着大猩猩服装的人。

我们通过感觉器官得到的经验和印象都会在大脑中通过物理和化学进程转化成知觉、意识和回忆。通过这些有形的过程和结构我们产生了无形的思想和感觉。弄清楚我们的思考是建立在这些物理事件的基础上，已经是一项令人感到非常兴奋和值得关注的成果了。对我来说同样重要的是，仅仅通过我们吃的和喝的，我们的为与不为（这一点我们稍后会作更加详细的解释），就可以改变大脑。由此得出结论，最后是我们大脑的状态决定了"我们是谁"。

我们可以通过行为来影响大脑。阳光、睡眠、运动，还有咖啡、酒精，以及一个巧克力棒——所有的一切都会影响大脑。不仅仅是这样：我们如何对待自己的大脑和身体，它们也会如何配合我们，并通过我们的行为体现出来。最后，我们大脑的模式和结构比我们一开始想象的还要有统治力。

现在我们已经知道，我们大脑中的细微变化都可能产生重大的影响。例如，如果缺乏负责幸福感的激素血清素，就会产生临床上所讲的抑郁症，而我们的幸福生活就会像纸牌屋一样崩塌。我们的大脑拥有复杂的结构，受到神经递质和激素的影响，我们食物中有一点小的缺失都会导致平衡被打破。大量饮酒可以极大地改变我们的性情，也许您已经知道了！

我们是谁、每个人所说的"我"或者他的个性，都产生于一个高度复杂的物理系统。但是科学界还需要很多时间，来弄清楚生物进程和我们经验之间相互联系的细节，而所有的脑科学研究者也许都知道，要想填补身体和精神之间关联性的研究空白，任重而道远。

第二，我们在模式、模型和网络中思考

就像我们看到的那样，大脑中的思想和感觉是通过物理和化学进程产生的。我们的大脑每天将无形的信息和经验转化成有形的结构，将其分类到我们巨大的神经元网络中，并进行连接和储存，这些真是令人难以置信。整个过程的消耗甚微，因为我们大脑的能耗相当于一个15瓦的灯泡。位于阿姆斯特丹的神经科学研究所的迈克尔·霍夫曼几年前计算出，如果我们活到80岁，大脑能量的消耗不会超过1200欧元。现在的消耗量一定加倍了，即使这样，一年也就不过大约30欧元！而在我们的生活里，大脑要比一个15瓦的灯泡给我们带来更多的光明。

因为我们的大脑进化成了模式识别大师，所以才能如此高效地运转。在归纳单个模型或者模式的概念、思想和行动流程时，它可以快速作出决定。

我们在阅读的时候，大脑可以在我们的脑袋里建构出一套"精神模式"，这样就能理解我们正在阅读的内容。同时我们也可以跟与

此专题有关的现有模式世界进行比较或者连接。它们相互依存、互为基础，这样就可以从简单的模型产生出越来越复杂的模型。同时可以将其归结为单独的神经网络，也被称为"认知网络"或者"精神卡片"，它由不同大脑区域中的几十亿个神经元之间的上百万个联系和交叉连接组成。

我们可以简单地想成：所有红色的东西都放到红箱子里，长得和表现得像"小猫"的就放到"小猫箱"里，直到矛盾的出现，"小猫"原来是老虎，然后把它归类到"危险的小猫"，也就是"老虎箱"里。我们在阅读这篇"猫文"的时候，在脑海里会形成一个模型、一个模式，或者在脑袋里产生图景。

如果您在开车去办公室的路上遇到一个交通管制指示牌，然后您的精神卡片"我去办公室的路"就会换一个新标题。通过这些网络，我们早上可以在衣柜里找到红色的短裙或者领带，可以将老虎和小猫区分出来。考虑模式问题，不需要太费神就能找到去办公室的路，即使碰到交通管制。我们的这些网络不仅用来选衣服或者每天找路，还可以用在骑自行车或者擦鞋上，也就是我们的日常生活，也包括所有的能力，如学习或者运动方式，通过练习可以进入我们的潜意识，让我们可以不假思索地滔滔不绝。但有时候也可能会混进来一张错误的精神卡片，就好像我们在温暖的夏天到动物园里看到的那个"帕克豪斯1"。

如果我们没有现成的模式，例如求解一个二次方公式，就必须先认真思考，查查数学书，上网找答案或者向别人请教。要想记在脑子里，我们不仅需要有动力，还得做几个练习，这样才能建立一个新的可用模式。

我们形成习惯或者思维模式，照此行事，不需要反复思考。可惜我们也会无意识地形成消极思维模式。例如，如果我们在大脑里形成了这样理所当然的模型，就会认为自己有些事不能做，然后就会把这种模型当作事实。如果您坚信这个新项目对自己要求太高，您的精力就会用来强化这种消极思维，最终也就真的做不到了。

一个小的习惯也可能触发激活一个消极习惯的脉冲。例如，您在喝咖啡的时候，身边有人在抽烟，您也会想来上一支。如果您在一个项目上卡住了，可能老想从包里拿块巧克力，或者对待同事采取不公正或者不友好的方式。

如果想改变这样的情况，改变一个人的思考方式，主要是他的思维模式，可以自己先弄清楚产生这种行为和模式的原因，然后想想可以采取什么样的方式摆脱这样的恶性循环。这些听起来不是很有趣，但却很有帮助。

我们的大脑喜欢模式，因为它也喜欢清晰与和谐。我们期待自己的所见所学都能适合自己的模式。如果有不匹配的地方，有时候就简单地让它们匹配起来。这个世界应该尽可能地清晰和简单。因此要想跟不断复杂化的世界保持步调一致，我们很可能也会面临一些困难，因为要想从不断涌现出来的信息中获得清晰的模型和模式，并且有个总体概念，变得越来越复杂。

但是我们也可以学着处理海量的数据，进行解读。比如您看一本希伯来文或者西里尔文的书，如果语言不通，很可能无从下手。您必须慢慢学习外语字母和单词的意思。但是通过自我激励、勤奋和坚持，您的大脑不仅可以阅读文字，还可以通过其他联系自动理解其意思，速度也越来越快。

我们越容易解决一个问题，背后隐藏的神经网络的相互关联就越密切。而新结构越复杂，我们就需要越长的时间来建立相应的转换电路。这一点同样适应于运动过程，例如滑雪，或者学习一种乐器。一开始的时候进步很慢，我们必须注意每一个动作，然后有意识地执行。一旦这种运动模式保存到了网络里，对，就好像卡到一个木板上，它就可以自发运行了。在这种运动能力的锻炼上，要将动作自动化，这样就可以无意识地运转，不需要再花费精力去控制。如果我们的大脑有意识地进行控制，就会让我们的结果出问题，速度变慢，例如我们在键盘上输入文本的时候。

形象化的模式识别和网络：您可以将模式识别、模型和网络功能想象成之前描述的水族箱的路线。鱼儿可能完全按照这条路线游动，因为那里温暖的水流让它们感到更舒适，或者能让它们更快地前进，鱼儿在水流中不需要太费劲就可以前进。我们的大脑也会为自己铺设路线，建立网络，然后就可以舒服地使用了。

我们可能没有意识到，在大脑里始终运行着完全不同的程序，它们筛选相关的信息，努力将所有值得关注的新信息进行正确分类，也就是我们每个人的脑子里都有个小的美国安全局。

也可能在我们的大脑里同时活跃着几个程序或者网络。就好像我们在白熊试验中碰到的那样，当时的出发点就是在大脑里同时运行两个不同的进程。一方面激活一个潜意识网络，用来控制并尽可能地不让明令禁止的想法出现；另一方面，一个有意识的程序在获得控制程序的报告后，负责立刻压制被禁止的想法。由于潜意识网络始终都关注明令禁止的想法，这样不经意间它就跑到意识里面。要想摆脱这个两难困境，只有一种可能的办法：用另一种想法代替被禁止的。心理学上称其为"注意力转移"。要是不愿意总是想到巧克力，那就在每次出现这个想法时想象一双滑冰鞋，或者可以想象一个苹果，因为它可以代替巧克力而被您吃掉。如果您在训练的时候能自觉地想到转移注意力的事物，以后要改变不喜欢的习惯也会更简单。

您有没有一些建立在固定模式上的习惯？例如，我原来出门后，总喜欢把手里拿的所有东西都随手一放。我会把水瓶放到小卖部的柜台上，付钱买报纸的时候把报纸暂时放到糖果上面，把手机临时放到自动取款机上，或者把钱包顺手放到汽车顶上。不过我很快就能找回水瓶、报纸、手机或者钱包。

因此我后来习惯了出门后不再把东西都随手一放了。如果您也有这种行为模式，那您就要注意了，至少不要把您的手机或者其他重要物品立刻放到一边，否则很快就会忘掉。要想改变自己的习惯，必须首先认识到这个问题，然后才能有意识地去改变。

第三，一开始总是要通过潜意识！

我们刚才认识到的许多这种模式都是无意识间形成的。我们对大脑的了解有限，主要是很难了解我们的大脑是如何产生想法的。我们还没有真正了解实际上潜意识到底有多大的影响。弗洛伊德提出了本我、自我和超我竞争共同体的理念，介绍了理性思考的自我与人的本能和超我的道德与价值观之间的关系。现在的大多数认知心理学家都不再认同我们行为中的相当一部分由潜意识决定这个基本共识。我们潜意识中的有些进程就发生在意识出现的分秒之前。所以我们的意识始终无法独自控制自己的行为，有时候甚至最后才知道本来正在发生什么事。

在过去几十年里，心理学有两套不同的系统来解释这个问题。美国心理学家丹尼尔·卡尼曼运用了由他的同事基思·斯坦诺维奇和理查德·韦斯特引入的"终端"的概念，也就是系统1和系统2，将思考分为快速、无意识、情绪化的思考以及慢速、深思熟虑、有意识的思考。丹尼尔·卡尼曼认为系统1的工作"自动又快速，主要是毫不费力，并且不受意识控制"。它是比较冲动的，由我们的感觉决定，例如，我们完全不由自主地转头看哪里发出了一声巨响，或者不假思索地得出2+3等于几。"系统2将注意力放到令人疲惫的心理活动上。行为经常伴随着行动权力、决策自由和精力集中方面的主观经历。"例如，在面对复杂的乘法题目的时候系统就会激活，因为需要按照步骤演算。

系统1随时待命，拥有强大的能力，可以突然给出问题的解决办法，我们却不知道是怎么想出这个主意的。在认知科学领域也出现了"自下而上"系统的概念，因为相应的神经电路位于较低级的、在进化史上相对古老的大脑部分，也就是在大脑最上层的"皮层"下面。如果系统1开始活动，就会从下面发送信息，工作方式是通知我们的皮层（也就是"上面"）或者让它参与进来，所以才叫自下而上。而系统2的活动刚好是自上而下，主要由皮层发起，这样至少可以观察深层运行的程序，给它们指明方向。

我们无法直接了解系统1负责的潜意识活动，因为本能脱离了我们自身。如果我们无意之间抓到了一口热锅，可能还没来得及看清楚，手就已经拿开了。如果我们在路上骑自行车，突然有一辆汽车从车库开到马路上，我们在看清楚汽车之前就已经刹车了。这就是潜意识反应的速度，可以完败我们的意识。

这种进程的另一个好处就是能源的高效利用。我们的大脑用在有意识活动方面的能量，比用在熟练掌握或自动运行的程序方面明显更多。比如我们在第一次玩"俄罗斯方块"的时候，大脑需要很多能量来有意识地认清模块和它的结构。1992年就已经有一项研究证明，经过几周的该游戏的"训练"，大脑的能量消耗会大幅降低。在经正电子发射断层扫描的一幅图片上，大脑在学习过程的初期色彩斑斓，有很多发红的区域，代表高能耗。经过一定的实践阶段之后，颜色就变成了蓝色、绿色和灰色，表明能耗显著降低。也就是大脑利用了自动化的"窍门"，建立了特定的网络，用于解决特定问题。这时候我们一开始有意识地花费很多努力进行的活动就被自下而上的电路接管了。

首先，我们的意识会在这里选出需要建构哪些模型。所以至少在长期计划和抉择方面，我们可以自愿把握一个真正的机会，这也就是我们所要努力的方向。

形象化的自下而上和自上而下系统：我们水族箱的玻璃是鱼儿的舞台，基本上相当于我们的意识。舞台上的鱼儿们认为自己是水族箱里的大明星，是主角。但是许多鱼忘记了在舞台后面还有几十亿条别的鱼，没有它们就没有整台的演出。

我们的第二套系统可以通过特定的方式给系统1发送指令，主要方式是有意识地思考一个问题，这样我们就会强迫自己来理解这个问题。如果您想到一个新主意或者有过如梦方醒的经历就会明白，其实这种认识只是很偶然地突然出现的，即使看起来就是这么简单便能想到。可能我们的潜意识结构和自上而下的电路已经就这个问题思考了几小时到几周的时间，期间搜集信息、重新整合，并不断进行新的调整。例如我花了几个月的时间来寻找对大脑的新比喻，也可以借助它来呈现大脑的运行方式。我很快意识到，我要找的就是上面有动物的图像，然后我才考虑，选择一本小书或一个马戏团作为大脑的图像。我有意识地尝试了许多可能的方案。有一次我坐火车从柏林去慕尼黑的时候，看到外面闪过的昏暗的景色，然后盯着我的笔记本电脑，就突然想到了鱼儿的形象，这几乎已经是成熟的想法了，而且我基本上很清楚用哪一幅图片来显示哪个特性。而潜意识里，我的大脑很明显已经就这个想法思考了更久，然后突然展示给我，就好像变魔术一样。

这样我们的意识就可以通过非常简单的方式对我们神经系统中的所有活动有一个总体概念。换句话说，我们得到了一项大脑中不同区域发生的事情的总结，有一点像每日新闻（德国著名电视台，每日滚动播出时事新闻）。当然，每天在世界上会发生不计其数的事件，但是我们仅仅得到了被压缩后的重要事实。也许只要我们能看一下这些详细的每日话题，就可以在通往更有天赋的道路上走得更远。

第四，没有感受就没有思考

在思考方面，另一个视角非常具有决定意义：我们没法做到只进行单纯的理性思考。没有感觉就没有思想，没有感受就无法思考。可能我们大多数人都认为自己思考的时候一般都很有逻辑，很理性，但是我们已经提到过，我们的思考建立在我们所获取的知识和积累的经验之上，当然也包括感觉。

例如，我认为理性思考就像是解数学题。因为我上学的时候本来数学就不是我最喜欢的学科，所以到现在就留下了许多舒服的以及不舒服的回忆。我为了写这本书和测试工作记忆而匆忙进行的一次智商测试里有人给我读了不同的文字题。偏偏是文字题！在我的脑海里立刻就开始浮现出相互吻合的不同齿轮，神经网络被激活，唤醒了我沉睡的回忆。到底有哪些跟数学主题相关？我第一次，也是唯一一次数学考了1分（德国学校里1分是最高分，相当于满分）；一次考试得了零蛋或者被抽到去黑板上演算的糟糕经历？我的"你不会数学"网络被激活了。在测试中我突然卡住了，一个题都不会，即使一般我可以用左脑解开的题也不行。没有了感觉，即使最简单的计算我也做不出来。

您在这一章的开始（没有）想到小长颈鹿的时候，可能您眼前浮现出了一个特定的场景，希望是好的场景，也许是跟家人去动物园玩，或者您小时候有一个长颈鹿的毛绒玩具。我们永远无法仅仅理性地思考长颈鹿的画面，所以我们的回忆始终是跟感情联系起来的，这些回忆有时候相当混乱。这一点很好理解，因为它们是在边缘系统——我们的情感中枢，通过很多大脑区域的互动产生的。

形象化的边缘系统：您可以认为自己的情绪和感觉最喜欢跳林波舞。

科学界至今都没能够详细解释清楚，哪些区域属于边缘系统，或者更确切地说是边缘系统的组成部分有哪些。不管怎样，海马体都是其中的一部分，在学习和记忆中扮演着重要角色，直接跟边缘系统相连接，另外还包括负责控制情绪的前额叶皮层，我们的"恐惧中心"杏仁体，参与疼痛感知的脑岛和负责精神集中、注意力、疼痛处理和调节情绪的扣带回。

尽管情绪大多都是迷茫的，但是如果没有它们，我们的大脑就会被信息淹没，每一秒钟都会遭受信息轰炸。我们只有通过跟周围的人接触、形成自己的思想或者观察事物，以及通过这些方式感受一切对自己的意义，才能跟周围的世界建立联系。

在精神动力方面作出最大贡献的是我们想学习新事物的情绪。您一定也了解这一点！我们对自己感兴趣和想做的事情学得最快。为了能牢牢记住所学的知识，我们不仅要付出努力，还要有学习的动力。也就是我们要让自己兴奋起来！因为我们此时可以感受到所谓的积极压力，我们的大脑也可以借此顺利运转。神经生物学家格拉德·许特总结出："我们的大脑取决于自己的利用方式，尤其是我们的兴奋度。"

但是如果我们并没有找到兴奋点该怎么办？我们情绪不好，因为没有及时发送电子邮件、等别人的电话或者就是因为今天同事毫无缘由的精神反常，一直在讲他的新嗜好（养仙人掌）。

只要我们没有抑郁症，或者患有其他疾病，我们的心态就一定程度上掌握在自己手中。因为我们的情绪不光受到身边的人或事的影响，还取决于我们对情况的判断。您的行为也一定会受到对事务情绪的影响。在糟糕的一天里，交通罚单会成为压垮我们的最后一根稻草，而如果这一天我们获得晋升或者完成了一个不错的项目，收到罚单也无所谓。或者我们上楼梯的时候绊了一跤，是暴跳如雷还是一笑而过完全取决于当时的心情。这就是说，我们遇事所作出的反应不仅取决于自己的性格或者追求。这样的话我们就有了可以利用的回旋余地。我们和自己的情绪不仅仅取决于外界的影响因素。心理学家也会提到"情感ABC"，可以让您看到自身所拥有的力量。"A"代表出发点，例如上楼梯摔了一跤。"B"表示对情况的判断：您可以生气，到底是谁建的这段愚蠢的楼梯，或者您很庆幸没有碰到鼻子。基于这样的判断得出了"C"——结论，也就是您的反应。您要么庆幸自己安然无恙；要么生楼梯的气；要么感到害怕，担心以后会经常摔倒；或者很淡定，因为您就是属于比较心宽的类型。对上楼梯摔一跤这件事情您可以作出完全不同的评判。您可以在自己的情绪确实非常不好的时候给自己的心情起个名字，这样您就可以作出全新的解释。您可以考虑一下作出其他反应的可能性，然后跟您的行为联系起来，这样我们就可以说下一点了。

第五，我们的思考具有关联性！

我们很少意识到，大脑对所有信息的观察和存储都是有相关性的，例如老虎比猫大，但比斑马小。也就是说我们的潜意识里，观察事情的角度都是相关的，也就是跟其他经验联系起来。我们之所以能准确地接住球，是因为我们的大脑将所看到的信息与之前打球的经历进行了比较，然后根据这些信息指挥我们的肌肉运动。

这种关联性不是仅体现在运动方面，而是适用于所有情况。我们常和朋友或者同事比谁的薪水高；或者一直对自己的汽车感到开心和满意，直到邻居买了辆更大的车。而且我们一般都只有通过直接的比较才能形成想法。例如，如果有人说他能在5分钟内记住60个号码，这听起来很厉害，因为您觉得自己的效率没这么高。但是如果您听说世界纪录是500个，那之前的那个成绩也就突然变得不那么厉害了。我们思考问题的这个视角也在视觉感知上起到作用。

奇怪的正方形

对于上面两幅图，您可能没觉得有什么奇怪，不过其实两图中间的两个正方形一样大。左侧图片中中间的正方形周围都是小正方形，所以中间的正方形显得大一点。而右侧中间的正方形相比较周围那些正方形显得小一点。这种错觉跟周围的环境有直接关系，取决于我们对中间正方形大小的判断。

我们在生活里总是在不停地比较，所有人都不太喜欢庆祝自己所取得的成绩和成功，因为我们下一秒就会看到自己还没得到的东西。当然不自满也是一个优点，否则我们很快就会心满意足地躺在沙发上了。不过要是人们的幸福感和满意度只是因为自己的成绩或者财富，那就太疯狂了。最后会有好多有钱人嫉妒超级富豪。要是自己有一套别墅，可能您的邻居家会装修更奢华或者游泳池更大；要是您拥有私人直升机，您的邻居也会雇个飞行员，坐飞机到处转……因此您要仔细看清楚自己所拥有的财富，永远都不要忘记好好珍惜所拥有的一切，不要总是去比较。

我们也可以通过认识到这种思维方式来突破自己永无止境的追求。詹姆斯·洪是一位非常成功的企业家，他通过独特的方式实现了这一点。他把自己的保时捷博克斯特换成了丰田普锐斯。在接受《纽约时报》采访时他解释说：他卖掉了自己的汽车，因为他看到自己的下一个愿望是保时捷911，后面可能是法拉利，等等。有意识地作出相反的决定也是打破无尽欲望循环的一种方式。

除了鱼，我还想向您简单介绍另一种动物，它可以帮助我们记住思考的这5个特点。

形象化思考的5个特点：请您想象一只漂亮的肥羊。我们首先找出羊的5个部位：前腿、脑袋、脖子、后腿，当然还有羊毛。我们要通过这些部位来记住思考的5个特点。

您能看到小羊如何用前腿操作自己的电气和化学套件吗？在试验过程中，它大笑着给自己戴上了一顶方格的、带斑点的、绝对色彩斑斓的帽子。它的脖子上总是戴着一条心形项链，上面有一幅代表着自己感觉的图片。它的前腿有时候想去跟后腿不一样的地方，后腿代表潜意识，相比较羊驼柔软的毛发羊毛有些零乱，这一方面羊有点嫉妒羊驼。

请您现在假设一下，如果我们水族箱里的鱼儿突然看到这只羊出现在它们面前会是什么样子。羊不知道自己不会游泳，在我们的想象里这样做很简单！

这正是我们要说的。我们的态度和积极的思想极大地影响着我们的生活。如果羊都可以出现，那就没有做不到的事情。

这样我们就了解了一些在我们大脑中发生的事情，使用说明书已经打开了。

本章要点

- 如果我们压抑自己的想法，它们反而更容易出现。
- 我们拥有两套心灵系统，它们完全独立运行。
- 我们的思考建立在生物化学进程的基础上。
- 我们按照模式进行思考，遵循特定的思维模型，不过我们可以改变这些模型。
- 在我们的大脑中不仅存在有意识的进程。
- 我们的感觉在思考中扮演重要角色。

这样做会让您变得更聪明

- 注意您的思维模型，也许其中几个已经潜移默化地发生了改变。
- 您在购物时要特别注意，我们的思考都是相对的。
- 如果心情不好，您可以想：在一定程度上我们可以对情况作出不同的解释。
- 您要开始考虑自己该如何思考，然后就像您想过的那样考虑自己该如何思考。

第3章
如果到了一个未知领域，我会是谁？
——过量信息

"互联网对我们所有人来说都是一个未知领域。"

安格拉·默克尔

我怎么能离开这里？

20世纪70年代时，我的书桌有很多抽屉，里面堆满了书、杂志和专业刊物。一想到"过量信息"这个主题，我感觉自己面前有成千上万个五颜六色的索引卡。这个主题太复杂太劳神了，所以我就想在开始一天的工作的时候先做点比较有成效的事情：回复我的电子邮件。大约过了半小时我就弄好了，我打开一个搜索引擎，想到网上找点其他有用的信息。我很自然地就顺手打开了脸书，然后我的手机就响了。我翻开手机盖的时候打开了"明镜在线"，我快速浏览了一下萨沙·路宝的文章，查看时事新闻。

回到搜索引擎，"找到了476000个与信息潮这个关键词相关的词条"。哇！光是词条的数量就让我大吃一惊。读过几篇包含了无数新鲜事物的文章之后，我感觉自己好像撞到了玻璃上。互联网的信息冲击力不仅体现在文章的数量上，还体现在视觉冲击上，在搜索的时候，屏幕的上下左右都会出现彩色的图片。我们在看拉斯·冯·特里尔新电影的预告片，阅读关于一条超过10米的鲸鱼的文章时，很难把注意力集中到关键点上。互联网对我们的大脑来说就像是魔袋、迪士尼和世外桃源的混合体，处处闪烁着火光，一切都让人感到好奇。

我的思绪又回到搜索上，心头掠过一丝不安。我注意到，我根本没法好好处理我所接收到的信息。所以我又跳回到脸书，然后有些精神恍惚地浏览新消息：朱莉娅在咖啡馆喝咖啡，阳光明媚；奥利弗过生日的时候，女同事在办公室里挂的横幅让他大吃一惊；玛丽娜和丹妮拉上传了她们的午餐。我继续往下看，这简直太疯狂了！

一上午几乎就这么过去了，我什么事情都没做成，除了回复了几封无关痛痒的电子邮件，稍微查了点资料，不过我的脑袋还是嗡嗡作响，感觉就好像我忘了清空笔记本电脑里的回收站。我关上笔记本电脑去吃午饭前，又看了一下我第一个电子邮箱里面的信息，这一个上午我根本就没再看过。在"每日新闻"上排在第三位的是"熨衬衫"，第六位的是叙利亚内战，刚好排在"10米长的鲸鱼"后面。好吧，祝您好胃口，我得去吃午饭了。

信息潮带来的超负荷

许多调查显示，我们每天都会查看大约50次电子邮箱，查看即时信息的频率更高，每天大约要访问40个不同的网站。职员光处理电子邮件，每周都要花费20小时。在美国进行的一项职场调查中，职员在工作时大约每隔11分钟就会被同事、电话和收到的电子邮件打断或者分心，一般来说如果想要重新回到刚才的工作中，所花费的时间是一样的。另外，被调查者在操作计算机时一般最多会同时打开8个窗口，而我现在打开了28个标签页。如果晚上想带着成就感回家，那问题就比较严重了。

现在的形势是，我们不管从事什么职业，都越来越感受到信息潮带来的巨大压力。但是"信息潮"这个概念给我们带来的到底是什么？夸张一点说，信息潮就是从信箱里的宣传册开始的。除了海量的电视和广播节目、报纸和杂志，信息潮还包括可以随时通过手机获取的信息、日常职业生活里的电子邮件，以及通过互联网上的搜索引擎、社交网络和新闻服务提供的多种多样的信息，另外还有博客、购物门户网站和公司提供的信息。

不过，按照传统的文化悲观主义理论来妖魔化取得巨大进步的"信息社会"的做法也是大错特错的。我们通过现代技术享受到的便利是无与伦比的。首先，互联网让世界上的几十亿人可以自由地获取信息，可以相互交流。我们只需要学会利用正确的信息。我们本来可以很好地适应新现实和新技术。是不是有的时候好得过分了？我们几乎一整天都泡在网上，这样的诱惑是不是太大了？

互联网改变了我们的思维模式

在过去几十年里，世界以不可思议的速度变得全球化和电子化，我们面临着越来越快和越来越复杂的任务——不光是感觉如此——要在越来越短的时间里完成越来越多的工作。这次进步不仅给经济和社会带来了革命性的变化，还包括我们的通信。"数字化革命"消除了壁垒。互联网上数据海洋的水平面上升得越来越快，它的浪潮每天都席卷着我们。另外还有：任何人在任何地方都不会变得无聊！在公交车上、候车大厅里，我们随处都可以上网：我们可以每天24小时地吸取信息或者有针对性地提高自己。

同时，我们也是这样做的。我们每天都要在网上花费好几小时，这样当然也会对我们的神经键产生影响，正如一项研究证明的：每天在网上大约花上1小时的互联网新人，在做大脑扫描的时候就可以看到前额叶上有了明显的变化，就像在资深互联网用户身上所发现的那样。每周只需要在网上花上几小时，我们大脑的结构就会发生明显的变化。

当然，使用互联网会带来很多积极效果。但是神经生物学家和心理学家的研究证实，如果来自互联网页面的刺激过度，不仅会导致仓促的阅读，还会让思考变得草率，注意力不集中，而且会让学习过程变得很肤浅。诺贝尔经济学奖获得者赫伯特·西蒙早在20世纪70年代初就开始思考信息量的快速增长："信息需要接收者的注意力。因此信息量的增加必然会导致注意力的匮乏。"我们是不是为了"我喜欢的"点击鼠标过多，为了满足自己的好奇心以及寻求社会认同感付出了高昂的代价，耗费了我们的专注度？

工作记忆模型

您一定知道超短、短期和长期记忆模型。美国心理学家理查德·阿特金森和理查德·谢夫林早在1968年就提出了这一观点。这种模型能让我们很轻松地了解新学的知识如何从一种记忆跳转到另一种中，直到保存在长期记忆里。如果想要了解我们是如何接受和保存新信息的，也可以采用工作记忆的模型，它是对阿特金森和谢夫林记忆模型的扩展。

艾伦·巴德利和格拉汉姆·海希通过大量的实证调查于1974年发表了他们的研究成果。如果要在短时间内记住一些信息，就需要用到我们的工作记忆，例如查电话号码，然后立刻就忘掉。工作记忆是我们感官知觉和长期记忆之间的接口。它可以让我们在几秒钟的时间内记住信息，例如可以让我们记住对话伙伴说过的话，以作出相应的反应和回答。

工作记忆是由相互独立运行的系统组成的：基于语言信息的"语音回路""视空图像处理器"和"中枢系统"。后者控制注意力并协调由语音回路和视空图像处理器所接收到的信息。这个模型解释了，例如为什么我们在记忆一串还"在耳朵里"的字母时，能同时算数学题。不过要是想同时完成两种相同类型的任务或者要记住两串不同的字母，则会很容易失败。中枢系统就像一个筛子，只允许与行动相关的信息进入长期记忆。巴德利在2000年又给他的工作记忆模型加入了其他受到中枢系统监控的组件："情景缓冲器"。它是一个存储器，可以将来自不同子系统的信息整合到一起。

工作记忆能做和不能做的事

例如，在解决下列问题时可以用到工作记忆：请阅读下列数字，然后在脑海里按照它们的大小排列，排列的时候不能再看数字：33、18、94、25。可以了吧？这是怎么实现的呢？

因为我们的工作记忆只能持续几秒钟，所以我们的大脑只能在处理信息时提供有限的认知能力，可以让我们处理暂时存储的内容：可以再从记忆中调取、重新链接或者处理。如果这些信息没有再被调取，也就没法产生链接，这样它们也就没法进入长期记忆，我们很快就会忘掉这种情景。只有当这些内容给我们带来情感上的触动或者留下理性的印象，它们才能留在记忆里。广告牌上女士迷人的微笑也许会比面包店奶酪三明治的广告给我们留下更深刻的印象，至少在您刚好不太饿的时候是这样的。工作记忆的决定性作用不仅在保存信息方面，还在调取所学的知识上，例如复习的时候。

为了处理新学到的知识，我们的大脑不断地需要短期的闲置阶段。这样它就会不定期地进入较不活跃状态，可以用来加工信息，将它们从工作记忆转移到长期记忆中。您一定都经历过，经过90～120分钟精神高度集中的工作之后，您就再也没法继续接收信息了，大脑需要"闲置"一下。即使在精神集中的阶段，人们也难免会暂时"溜号"。

美国心理学家乔治·米勒早在1956年就在《心理评论》杂志上发表了他关于"神奇数字7"的理论，这篇文章迄今为止都是心理学上被引用最多的文章之一。米勒认为，一个人可以记住7个信息单元（模块），上下加减2，也就是在特定时间内可以同时记住5～9个。这种信息单元的定义不是很精确。米勒认为是那些有意义的单元，例如数字、音节、单词或者字母。他的研究证实，可以通过将信息分组（"组"也被称为"群"），来更好地记住，否则就无法在记忆锦标赛中取得好成绩。美国心理学家尼尔森·科万对所谓的米勒数字持怀疑态度，他通过2001年在密苏里大学哥伦比亚分校的研究证明，人类可以在2秒钟的时间里同时记忆3～4个信息单元。不过我们可以非常确定的是，我们的短期记忆能力是有限的。3～4个！这听起来很少，但却解释了，为什么那道有4

个数字或者 8 个字符的题目会那么难。我第一次尝试的时候也没成功。4
个字符或者 4 个短单词一般来说不是什么问题，但是遇到像康复期、抵
押贷款、获得成功等复杂概念的时候就会有麻烦了。

形象化的工作记忆：我们回到水族箱前面舒适的影院座椅上，再
仔细地看一下明亮的水族箱玻璃。在这个可以让我们一窥自己思
想究竟的观赏窗口，我们没有办法一下子看到我们一开始设想的
那么多鱼在游动。我们其实只能看到 3～4 条，一般来说最多 9
条。更多的信息、想法、单词或者数字没办法找到空间。如果更
多的鱼想同时出现在灯光下，可能我们根本就没法正确地感知到
它们。

有时我们可以观察几条鱼在成双成对的跳舞。如果能在较大的小
组里面进行，我们就可以记住大约 7 组鱼跳舞的情景。这就需要
我们将这些信息相互关联在一起，也就是"结成群"，我们称之
为集群，对鱼儿们来说这是一个有趣的舞蹈之夜。

什么会影响工作记忆的工作方式？

由于现代的信息提供方式，我们大脑的休息时间变得越来越短，越
来越少，因为我们在工作间隙也会经常聊天、发推特或者脸书，而且
我们还必须不断地作出细小的决定。我们是不是会在脸书上按下"我
喜欢的"按钮？会不会在一篇文章或者链接上点下鼠标？想不想知道
10 米长的鲸鱼到底是怎么回事？在网上浏览的时候，我们会不断接收

到新的但不一定是相关的信息，它们也会调用工作记忆的资源，减少我们所必需的休息时间，最后甚至可能在我们的脑袋里扩大那些本来很小的混乱。

从大脑研究的角度看，研究人员还没有就不断减少的这种"恢复性休息"是否会导致工作记忆的负担过重达成一致的认识。我们很有可能因此缺少处理数据所必需的时间，也就是只能整理刚刚接收的信息但没法将它们转移到长期记忆里，这样大脑就被迫忘记了它们。因为只是接收信息或者偶尔的查询事实并不算学习过程。而且电视节目也会让我们自欺欺人，我们总认为自己已经知道了一些事，其实我们只是看过了。所以记者和政治家君特·高斯说得好："表面印象不是知识，仅仅是表面的印象。"如果新获得的信息没有跟已经获知的知识联系起来，我们很快就会忘掉它们。而且有可能我们的智能手机给我们带来了新的信息，这样就会剥夺对工作记忆来说非常重要的"闲置阶段"。

如果您在工作期间经常通过阅读新闻来暂时开开小差，休息一下，请您注意，阅读这些"轻松"的信息是不是真的会让您放松、休息并且带来新的能量。

番外篇：技术进步到底有没有让我们变聪明？

过去几百年间的巨大技术进步让我们变聪明了吗？美国政治学家和情报研究员吉姆·弗林证实，这段时间内人们的平均智商持续提高。这种现象现在被称为"弗林效应"。不过他认为，之前的人类并不比我们傻。在过去几百年里，每一代人都很好地适应了经济和社会的变化，而且他们的思维世界也发生了相应的变化。因此我们现在可以进行抽象和逻辑思维，这也是我们在智商测试中常被提问到的内容。

　　但是弗林自己对此持怀疑态度，他认为我们当下正处于转折点，因为我们的大脑面对每天的过度刺激达到了其临界点，所以他认为人类的智商在之后几十年里不会再提高了，但谁又知道呢？

有针对性地应对信息潮

　　信息技术的发展不仅体现在速度的提高上，还表现在新的通信方式上，同时网站也变得更直观。对不断增加的信息量和越来越方便的访问也有很多批评的声音。员工抱怨注意力不集中，"数据痴呆"和"拖延症"（也就是所谓的慢性推动——我很了解）等概念频繁出现。

　　面对海量的信息人们感到疲惫，已经不是什么新鲜事了。我们从来都做不到无所不知：要想读完亚历山大古老图书馆里的50万本卷轴可能要花上超过70年的时间。美国通信专家克莱·舍基不久前和一位IBM公司的同事粗略地计算了一下，如果想要用任何一种语言撰写维基解密上的所有知识，需要花费1亿小时的人类思维时间。要想在有限的一生里读完所有的信息，哪怕一刻也不休息，都是不可能的。因为技术进步的车轮无法阻挡，我们不能被它从身上碾过，而是要学着充分地去接触，不要浪费太多时间，而是有效地利用。

　　另一个问题是每天都要跟收到的电子邮件作斗争，每个人都会有这样的体会。我不仅要考虑邮件的数量，还要担心有时候回复得太晚或者根本就没回。另外我在工作的时候经常会被打断，因为我很好奇，总是想知道邮件里说的是什么。电子邮件就好像复活节的彩蛋；就是既没有乐趣，也没有巧克力。我经常考虑是不是应该马上回复电子邮件，还是等到每天工作开始的时候去做。

我最近注意到自己越来越容易分心了，哪怕是在跟最好的朋友一起吃晚饭，我的眼神也不自觉地跑向我的手机，工作的时候感觉精力非常不集中。尼古拉斯·卡尔是畅销书《浅薄：互联网如何毒化了我们的大脑》的作者，他描写了自己工作方式的转变："原来我是文字海洋里的潜水运动员。现在我变得肤浅，就像在滑水。"我怎么能在工作的时候分清主次，更好地处理我的大量电子邮件呢？

我们的能量储备不是无穷无尽的！

早上我坐到书桌前做的第一件事就是查看我的电子信箱，有几封我已经知道了，因为我吃完早餐之后已经在智能手机上看过了。

我们的大脑处理有意识的精神活动比处理自动化的程序或者日常活动，如开车或者洗碗要耗费更多的能量。可惜回复电子邮件并不总是属于这种类型，但是电子邮件也有这样的特点，对许多很常见的问题作出决定：回复？转发？给谁？人们想从我这里知道什么？我该回复什么？等等。我早上检查电子信箱的时候是不是动用了太多指挥中心的资源？要想以后更高效地工作，我们必须明白我们的大脑里到底发生了什么。

因此我们还要来看一下前额叶的工作方式。您还记得我们来自得克萨斯的珊瑚鱼吗？它是我们大脑的一部分，我们在这里展开目标设定和问题解决进程，这刚好是我们在日常工作中所需要的能力。在有意识的精神活动中，我们还需要激活许多其他的大脑区域，它们相互之间都有联系，这样才能激发思想或者作出一个决定。尽管我们的大脑很自私，它也只能满足基本需要的能量供应，无法满足认知闹剧无尽的能量需要。所以我们集中精神工作之后会很疲劳，就好像玩具汽车的电池快没电了一样。尽管它还能慢慢地转悠转悠，点亮几盏小灯，但发动机却不转了。好在我们适当休息一下或者放松地吃个午饭后就能重新恢复卓越的性能。

形象化的有意识精神活动：水族箱里游来游去的各种不同的鱼儿分别代表了我们精神活动的一个方面。鱼儿们所享受的灯光对应我们每天有限的能量供应。

为了更形象地显示我们有意识的精神活动，我们可以想象一下所有的鱼儿都在观赏窗口前面集中精神跳着神奇的舞蹈，来自得克萨斯州的珊瑚鱼当然也在其列。在表演过程中水族箱光线充足，所有的鱼儿都很好辨识，以最好的状态闪耀着自己的光芒。因为每天都会上演很多次大型演出，所以鱼儿们要很小心地利用自己的能量，这样就能保证最后一场演出也能取得成功。所以灯光只有在鱼儿入场时才全部点亮，然后再给电池充电，因为表演必须继续！

我们在日常的工作中每天到底要上演多少大型“演出”当然跟工作性质有关。例如演出可以是准备会议、做宣传册、撰写倡议书或者回复非常重要的电子邮件。有些日子里可能只需要完成某个重要任务的一部分，也就是只上演一场演出，要求集中精力工作并且要取得进步。每天

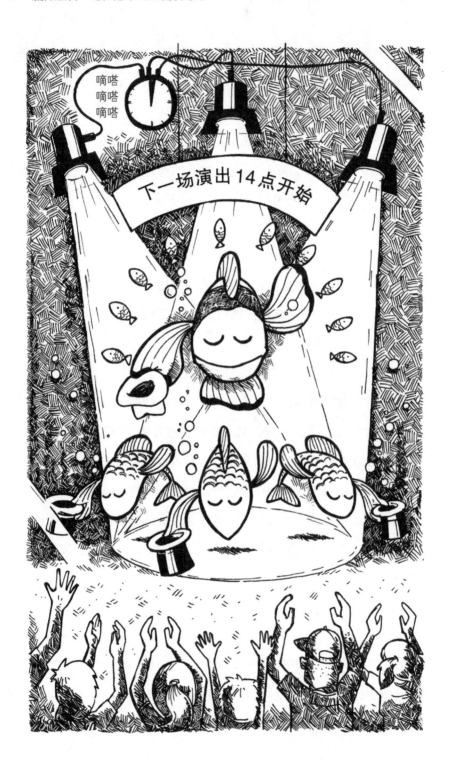

出现的许多不重要的电子邮件和任务虽然也必须处理完，但是却不会有自己的演出，而是变成了"加演"——我经常就是这样开始了自己一天的工作。

如果我们每天一开始就处理过量的信息，作出不重要的决定，就会为跟我们的工作没太大关系的一般事务消耗大部分的能量储备。所以应该有意识地将清晨的高性能留给每天的重要工作，也就是真正重要的演出，特别是应优先处理当前的任务。如果您属于状态来得比较晚的那种类型，就可以采取完全不同的策略：先处理琐事，然后再上演重头戏。

回过头来看一下，如果我早上的目标是写上这一章里的一两段就好了，这样我如果更有意识地利用我的大脑，就可以轻松完成。先考虑需要处理哪些任务，然后整理出清晰的思路：在开始查询本章资料之前简单浏览一下电子邮件，标记出邮件的轻重缓急；关闭新邮件信息提示功能，把手机调成静音，这样就可以安静地利用有限的时间查资料、明确重点和构思文章；然后稍微放松一下，最后在写文章之前回复最重要的邮件。因为手机调成了静音，所以就不会有电话打扰，我可以稍后拿出一分钟的时间，在休息的时候或者完成工作以后再把电话打回去。

您觉得关掉手机，不立刻查看每一封邮件行不通吗？您可以拿出一天的时间来问自己，如果您延后半小时或者一小时来查阅邮件会怎么样：发生什么了吗？可能不太会有什么事情。您可以偶尔享受一下这样的静谧时刻。让自己变得金贵一点！至少保证一天中拿出一小时来安静地工作。您也可以试着集中处理电话，或者始终都在同一时间段接打电话。因为您现在知道了，如果所有的任务都按照固定的模式展开就会节省能量，所以您可以有意识地摆脱"信息过度"的泥潭。您可以偶尔做点跟计算机屏幕和键盘无关的事情，您不需要马上就折纸飞机——尽管……首先，我们在浏览新闻页面的时候不停出现的新的消息或者浏览文件时看串行都会消耗我们大脑的能量。要是能安静地阅读一篇重要的文章，可能会让您非常放松。您是不是非得放弃所有媒体中的新闻以及广播和电视节目，就像畅销书《清醒思考的艺术》的作家罗尔夫·多贝里那样？他认为这种"新闻禁欲"可以让他拿出时间来做真正重要的事情，因为新闻只是"表面上发光"，无法显示让我们了解世界的重要联系。

决定权在每个人的手里。例如，我在写这本书期间又重新爱上了书本，现在保持着跟书本和互联网之间的三角关系，但是最重要的始终是让自己有意识地去做一件事。

番外篇：我和电子邮件相处的新方式

处理电子邮件的时候没有一种普世的方法，但是不管怎样，尝试一下新的方法总是值得的。

唯一重要的事情就是要找到符合您工作方式的电子邮件秩序体系，这样就不会失去对整体的把握。现在的电子邮件程序有很多神奇的功能，例如智能电邮文件夹或者可以设定邮件整理规则。

自我测试：很长时间以来我都认为整理电子邮件纯粹是浪费时间。有一次我的同事看到我的邮箱里有2384封未读邮件之后，笑话了我至少3分钟，这时候我才开始认真考虑我的"非系统"计划。

现在我接手了"整理邮箱"项目，力图找到可以将无聊的文件直接放到"无聊文件"文件夹里的规则，这样我的收件箱就不会堵塞。现在如果我自己感到无聊，就可以在"无聊文件"文件夹找到它们然后读一下。但是它们不会在收件箱提示窗口上妨碍我看到真正重要的邮件。很快就能设好这样的规则。您一定比我聪明，也知道并使用这些方案很久了。我只能向您介绍，不光使用文件夹，还可以采用小旗子、不同颜色、过滤器和所以其他可能的方案。这样您就可以赢回控制权，只看到重要的、需要处理的邮件。我现在的收件箱里没有一封未读邮件，我很骄傲，一点也不感觉自己庸俗。例如，在我的文件夹结构里，当前项目都在最上面。我有一个"已完成"文件夹，这里面放着所有我不再需要，但是不想删除的邮件。如果您想多找点灵感，可以在网上找到很多博客文章、视频和建议，教您如何整理邮件。

因为我们每个人都不一样，所以我们需要有自己独特的方式来应对信息潮的到来。文化学家马丁·施莱辛格和马里奥斯·伯切尔在他们的纪录片《长途跋涉与短途交通》中研究了成功教授们的工作方式，证实了通过模式和结构成功地完成书写过程的假设。不过事实证明，每位教授都有自己的技术和策略，他们的工作环境也不一样：有的人需要点混乱，有些人喜欢整洁。

如果您是一名自由职业者，也可以让回复电子邮件变得更简单，就像在萨沙·路宝的示例里面所展示的那样。他在自己的主页中希望大家理解，他没法回复所有关于采访、硕士论文咨询、嘉宾撰文、问卷或者合作的问题。另外我亲自试验了一下，他确实没有回复。不过也难怪，他毕竟是互联网的媒体发言人。还有一位甚至是专门研究信息潮主题的社会学家也是这样处理的。这真是一个好主意！只不过在大多数工作中都没法这样执行下去。

社交网络和大脑

我们在下班之后也喜欢上网。您可以回顾一下去年观看歌舞剧时特别美妙的时刻。您是跟朋友和家人一起看的，或许在您的脑海里萦绕着您在脸书上发布的照片，或者是推特上您留下的无限惊叹的文字。

当然，随时粗略地了解其他人的生活也很不错。社交网络很迷人，不过它们也像"成名"一样，是一种幻觉。它们会误导我们去模仿许多，甚至成千上万个朋友，而这些"朋友"，我们只是粗略地了解或者根本不认识。

从进化史的角度来看，我们天生就需要和别人交流。神经生物学家约阿希姆·鲍尔多年来致力于认同感渴望的研究，他指出，许多研究显示，"没有任何一件事情能像被其他人看到和得到社会认可那样激发一个人的动力。"我们和朋友在一起的时候就会激活我们的奖励制度，因为它会对所有有利于我们生存和"值得鼓励"的事情作出反应。我们想成为集体的一员。社交网络正是将这种想成为集体一员的感觉传递给了许多人。所以我们的奖励制度在面对每一个类似脸书的链接、照片和状态消息时都会疯狂，只不过只停留在比较浅显的层面。

有理论认为，哺乳动物组织的大小是由额叶的尺寸决定的，这样算起来的话，我们的大脑可以适应人数大约为150人的组织，难怪我们老是记不住很多人的名字。可能朋友太多会让大脑觉得太累。

不过只要我们经常看到朋友和家人，新的"我喜欢"鼠标点击带来的幸福感就会保持在正常范围内。我们在生活里还是要注意不要过度使用社交网络，这样就不会错过真实的生活。

我们能从中学到什么？用结构来解决信息潮问题？

我们在第2章已经看到，我们的大脑随时可以建立新的模型，这是不是有助于我们利用媒体？奥斯卡·蒂芬塔尔是记者和柏林福音记者学校的负责人，他认为，在日常生活里需要建立媒体运用的常态，也就是只在特定的时间点选择特定的新闻页面和社交网络——例如上午和下午各查看一次。这是一个利用现有信息资源长处的好办法，可以控制信息潮的泛滥。您可以建立自己的日常小流程：例如可以在工作开始前浏览一下推特、广播或者"每日新闻"的新消息。上午晚些时候可以了解社交网络里的新动向，也许还可以看上一两份日报或者相应的网络版，然后查看一下跟工作有关的新闻页面。这样您的大脑就可以在午休的时候处理您所阅读的内容，也可以跟同事直接讨论最新的事件。如果您每天都重复一到两次这种常规化的流程，而不是在工作的时候分心，那这就是把握全局的好办法。

如果您不是一直都这样做，那么可用一个小笔记本记录您想查询的信息，这样就可以让您的好奇心稍微延后一些再产生，您的大脑就不会满足于短暂的分神，而是有时间更深入地研究某一个主题。

如果想获取其他应对信息潮的灵感、提示和工具，您可以上博客，例如记者和作家克里斯托弗·科赫的主页"媒体菜单"。

也许我们现在也处在从线性思维到"网络化思维"的过渡阶段。传播学家和博主菲利普·戴维斯介绍了发展的过程："互联网已经让我变成了一个没有耐心的读者，不过我相信，它也让我在很多方面变得更聪明。更广泛的文件、档案和人力资源意味着对我的思考以及写作产生了更多的外部影响。"

自我测试：我很好奇，如果自己能整整一个星期都不看任何新闻页面会发生什么，我要告诉您，感觉出奇得好。一开始很难抗拒手指自动点击网上新闻页面的意愿，不过稍微严格要求一下自己，很快就可以摆脱这个想法。第二天写书的时候我就感觉轻松多了。我有了更多的时间来工作，通过我自己认可的对话交流和观看"每日新闻"的形式，同样可以获得最需要的信息。当然我觉得自己的信息量稍微少了一点，不过这样我脑袋里每天的混乱也稍微少了一些。这样我重新获得了更多用来安静地理解和思考的时间。无论如何，这种短暂的"禁欲"都可以有意识地控制信息的获取。我的经验大家都可以尝试一下，除非您是日报的记者。

我现在工作的时候当然也会偶尔上一下网，因为有时候这确实也是一个很好的放松方式，可以让我很好地走出思维困境。我就不再夸大这样做的作用了。

尽管积累了丰富的经验，我也很乐于让自己开开小差。完成这一章的工作之后我还有很多事情要做。我担心除了信息潮之外还有其他的原因，因为我经常会有点混乱和——是的——有些懒惰。当然主要是我的大脑，不是我。所以我必须组织得更好一些，首先是讨厌的时间！时间过得太快。我必须提高效率，否则我10年也写不完书。

本章要点

- 我们的大脑每天拥有的能源有限。

- 我们的工作记忆可以同时记住7±2条信息，遇到困难的任务甚至只能记住3个单词或者数字。

- 通过将信息（群）进行整合，可以提高记忆单元的数量。

- 优先处理是一项重要的任务，应该利用个人效率最高的时候来做。大多数人早上的时候工作效率最高，但也不一定。

- 大量阅读网上的文章大脑不一定得到了休息，因为这需要耗费能量。

- 我们的大脑需要偶尔休息一下，不再看计算机或者手机。

这样做会让您变得更聪明

- 开发您自己的套路，这样可以脱离信息潮的摆布，例如您可以通过选择固定的新闻页面，每天在固定的时间查看。

- 建立有效的工作结构：每天一开始就优先处理重要事务；按照不同的工作内容，下班前制订第二天的计划；或者每天一早开始工作之前，创造离线时间段——至少保证偶尔离线。

- 整合您的任务，例如每天回复2 ~ 3封电子邮件。

- 如果您还没有这样做，那就为您的邮件创建文件夹，这样就可以有一个总体概念。
- 取消不相关的新闻订阅。
- 大约每过90分钟就简单休息一下。
- 多读书，这对您的大脑非常非常好！

第 4 章
一心多用能让大脑更高效？

"如果想一次做完所有事，只会一下子就把一切都摧毁。"

格奥尔格·克里斯托夫·利希滕贝格

我注意到自己在一心多用

我得快点工作，而能够提高效率的有效办法就是同时完成多项任务。以前上学时我写作业的时候就喜欢看电视。好吧，这也许就是我上七年级的时候几乎留级的原因。不过其实在开会或者谈话期间还是可以回复电子邮件的。我确实可以在开车的时候娱乐一下。那为什么不能一边说话一边处理电子邮件，或者同时写两章的内容？

周一，我坐在办公室的书桌前，我的同事都到办公室对面武勒家的小饭馆吃午饭去了。吃午饭！在休息！呸！我只是笑笑不说话。我写书的计划已经严重推迟了。酱汁从我手里的包装纸上滴落到计算机前面的盘子里。好吧，吃饭的时候还要工作是有点尴尬。我还不如利用这段时间给很久没有联系的朋友打电话聊聊天。我把手机放到耳朵边上，声音有些哽咽了，在电话里亲吻了斯蒂芬，这时候我的注意力又回到了计算机屏幕上，她就给我讲她搬家的故事，这是一个很长的故事。这时候我突然想起文章中很重要的一处，我想快点改过来，就在许多打开的文档中间输入文字。斯蒂芬正给我讲到她搬家时汽车的钥匙刚好掉到了新房子门前的水沟里，真是太巧了！我在关闭文档的时候不小心把一封电子邮件的草稿发送出去了。怎么会这样！天哪！在绝望中我点击了一下"已发送"文件夹。不过为时已晚，邮件已经发出去了。现在一封未完成的邮件就在无法撤回的、无情的互联网世界里直接飘荡到一位知名大脑研究专家的收件箱里，我本来是想向他提几个问题的。我在邮件里好像只写了"非常尊敬的先生"几个字。一如既往的没有正字法错误——至少我希望是这样。斯蒂芬还在我耳边喋喋不休，捧腹大笑，我告诉她晚上给她回电话。然后我就打开已经发送的邮件。实际上邮件里根本就没有"非常尊敬的先生"，而是只有"非常"。天哪！虽然没有什么不妥的文字，否则会更糟糕，不过无论如何都不是什么值得骄傲的功绩。我为了节省时间一心多用就不是什么好主意？"看到愚蠢的包装袋就再也没有食欲了"，我心里想着，然后立刻起身去对面的武勒家。厨师也必须同时做很多……

现在一心多用变成了必需的能力？

到底什么叫一心多用？它的意思是在特定的时间范围内同时处理不同的任务。一开始这会让人感觉理所当然。我们经常会同时做很多事，且一点也没觉得费劲：我们一边看电视一边吃东西，一边读报纸一边喝咖啡，一边开车一边听音乐。我们已经知道自己的工作记忆有着明显的边界，没法同时做加法和减法，或者用左手写一篇复杂的报告，而用右手折纸人。我们的感官在某种程度上也是受限的，虽然能同时接收到很多声音，但是眼前只能看到一幅图片。除非我们往玻璃杯深处看，这时候一切都是重影。

您一定已经通过光学错觉注意到我们只能同时关注一幅图片，例如有这样一幅图片，上面有两个人，您要么关注到一位年轻的女子，她的脑袋扭向观察者的反方向；要么关注到一位戴头巾的老太太。不过我们从来都没法同时关注两个人。

在一定的时间内，我们的大脑只能将它的注意力集中到唯一的内容上。尽管我们的工作记忆有时候可以在后台存储信息，因此我们可以在很短的时间间隔里同时进行不同的活动，但是我们的大脑这时候会在不同的任务之间切换。这就需要我们高度集中注意力，但是我们没法长时间保持这种状态，并且锻炼自己的专注度。一句漂亮的英国谚语说得很明白："不要妄想同时抓住两只兔子，否则一只也逮不住。"

我们该如何告诉大脑需要做什么事情呢？事实上主要是我们的注意力，它可以给重要的信息提供进入大脑的"门票"，因为我们的大脑会从得到的大量信息中提取重要的内容。然后谁负责记住要将聚光灯投向哪些信息？工作记忆！众所周知它是有限度的。

形象化的注意力：您可以简单地把注意力想象成聚光灯，您可以刻意照亮水族箱玻璃后面昏暗舞台上的某个位置，也就是演出场地，即您的注意力想关注的地方：无论是善良的金鱼还是美味的鲱鱼。

也许您也经常这样做，在倒车的时候会把音乐的声音调低，这样您可以"看得更清楚"。您的大脑想让挤到聚光灯下负责听力的鱼儿回到黑暗中去，这样就可以为眼前的任务腾出更多的空间。

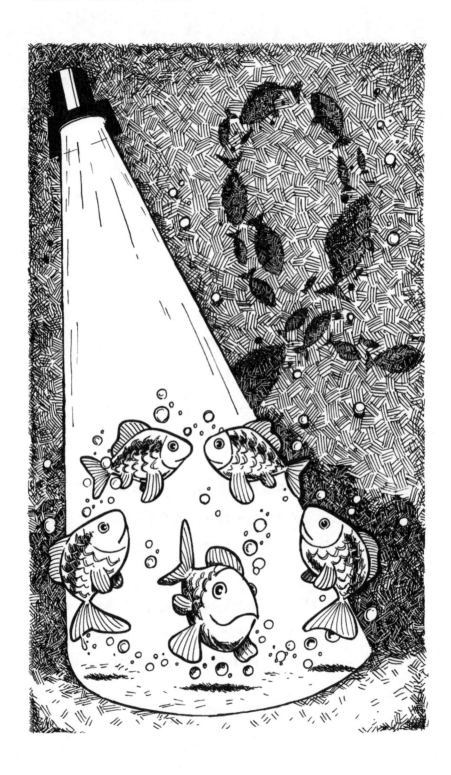

理论上是这样的，不过在我们现在的工作现实中有很多的职业需要我们将注意力同时放到很多信息上。我想了解更多的信息，所以就跟前飞行管制员和培训师，现在的德国空中交通管制媒体发言人阿克塞尔·拉布聊了聊。交通管制员不仅要能看到雷达屏幕上的飞机（天气不好的时候还包括气象雷达），同时还需要跟飞行员以及其他飞行管制员进行沟通，而且他们同时也要输入数据。另外还可能出现的情况是，他们必须通过电话跟其他机场的人员进行计划变更或者协调，而此时已经有另一架飞机的飞行员报告信息。这时候大脑要处理的事情非常多，所有人必须经过培训才能具备这样的能力。

您已经注意到：要想成为飞行管制员必须在专注度和一心多用方面具有特殊的天赋。阿克塞尔·拉布说，这两种能力要么是与生俱来的，要么就没有。其实可以通过练习提高一心多用的能力，不过在培训之前受训人员必须就具备较强的这两种能力。所以受训人员必须一次性通过飞行管制员能力测试。不成功便成仁！

不光对飞行管制员有这样的要求，通过越来越方便的通信方式，我们其他人在日常生活里也面临令人疲惫的一心多用的情况：有人给我们打电话，同时我们不断地收到来自同事的通知或者客户的邮件，工作流程的复杂程度和处理速度都大大提高。我多希望自己也有一个飞行管制员，帮我协调一切事物，不过我们必须亲力亲为！

一心多用是如何影响我们的思想和工作效率的？

我们都知道，如果要同时做很多事，大脑就必须反复地在不同的任务之间切换。因为切换工作是在毫秒内完成的，所以感觉好像我们同时完成了很多任务。现代研究证明，在切换过程中会产生"转换成本"：例如准确度不高或者反应延迟，这种情况有时候可能看起来很明显，尤其是面对不熟悉的任务时。不过不光是这样，例如盐湖城犹他大学心理研究所进行的一项研究显示，开车期间打电话的时候，哪怕是开着扩音器，人们的反应时间也会明显延长，就好像血液酒精的含量达到了0.8%。

伦敦大学在2005年进行的一项研究中调查了雇员的工作压力。研究人员发现，如果被测试人员不断与其他人产生联系，包括书写和回复邮件与短信，他们在观察期内的智商降低了10%。这比第二组吸食大麻的被测试人员智商降低的两倍还要多。对照组里的被测试人员既不处理邮件也不吸食大麻，他们的成绩最好。在另一项研究中，密歇根大学的神经科学家们发现，如果不断转换任务，而不是一个一个来，甚至会使人们的认知能力降低20%～40%。

另外在一项较小的研究中发现，女性实际上更善于一心多用，即使她们看起来更注重细节。

不管您是女士还是男士，有可能您就属于那种可以说能完全胜任一心多用的类型：您当然可以在开电话会议的时候同时浏览新闻或者写邮件。但是这样做有一个问题：一心多用也会影响我们的记忆力。因为只有我们付出全部注意力的信息才能保存在长期记忆里。也就是说，如果我们同时处理很多主题，几乎不可能有什么东西能长期保存下来。

哪怕我们给计算机同时安排太多任务，计算机也会罢工：死机了。所以我们不给大脑同时安排太多任务是很有意义的，而且我们要有意识地观察，每天实际上可以拿出多长时间来不受干扰地处理不同的任务。

让您的潜意识为自己效力！

我们是不是可以利用处理流程的自动化，这样可以更快速、更有效？比如我们再回到汽车驾驶这个话题上。我们可能还能回想起自己的第一堂驾驶课，我们一开始不得不一点一点地消化必须同时进行的许多工作：挂挡、加速、换挡、观察路况、看后视镜等。而现在每个步骤根本不用怎么思考就可以完成了，这时候就由所谓的"基底核"来负责。它在进化史上属于大脑最古老的部分之一，形成了一个核心区域的功能系统，也因此而得名。它的功能很复杂，至今人们都无法完全准确地理解它的单个部分是如何工作的。不过它在习惯性活动中发挥了独特的作用：我们操作 DVD 播放器的时候先要看明白该怎么用，以后就会自动按下相应的按钮。一旦我们多次重复一项活动，基底核很大程度上就会把它内化，我们都意识不到这一点。

形象化的基底核：您可以想象自己在一个您经常来买鳗鱼的集市上，习惯性地始终沿着一条道走。

这些习惯性活动和自动化程序都是受到潜意识运行的"精神地图"控制的。这样我们的大脑就可以重新具备处理事务的能力了：专注于新事物。这也解释了为什么我们比如玩计算机游戏的时候一开始很慢，后来才越来越熟练。我们必须一开始就把特定的能力自动化，就像手部活动流程一样，这样以后才能爬到更高的层面上。

所以您可以在尝试处理再次出现的任务时尽可能地将整个过程变成习惯性动作，这样可以减轻工作记忆的压力。例如，您可以习惯，在每天的工作流程中规划出早上不受干扰的一小时工作时间，或者打开脸书之后马上再关掉。

如果想改掉一个坏习惯，可以先弄清楚产生该习惯的动力，然后再消除自动机制。例如，如果您经常中断工作来更新邮件，您就可以让自己意识到这个问题，然后找到这样做的原因。可能始终盯着收件箱看根本不是职业需要，而是提示您中间需要稍微休息一下了。

一个一个来！

相关研究的结果清晰地显示，我们如果将注意力集中到唯一的一项任务上，完成这一项之后再开始下一项，会让我们在有意识展开的活动中更快、更高效。我们必须始终清晰地认识到自己记忆的局限性。神经学家克里斯蒂安·埃尔格说得很清楚："只有潜意识可以同时处理多个问题，而不是意识。"所以遇到比较难处理的问题就不能一心多用了，否则工作质量就会大打折扣。

我个人感觉一心多用还容易走神，多注重注意力的培养一定没什么坏处。

本章要点

🧠 我们在一个特定的时间段只能处理唯一的意识内容。

🧠 训练"同时"处理多个任务的能力只能达到有限的程度。

🧠 同时完成多项任务要求特别高的专注度，并不会让我们在日常生活里达到节约时间的目的。

只有工作需要的时候一心多用才会带来好处。

我们在不同的复杂话题之间转换的时候需要花费"转换成本",因为我们的大脑必须不断地重新"移情"到另一项任务上。

这样做会让您变得更聪明

如果必须尽快好好完成两项任务,唯一有效的策略是一项一项地做。

形成固定套路,这样会让您的大脑放松,提高您的心理承受能力。

如果您经常三心二意,可以有意识地把更多的注意力放到一项任务上。

第5章
让意识和注意力学会潜水！

"提高注意力不是难事，困难的是心里必须总是想到
要提高注意力。"

约翰·蒂斯代尔，注意力研究专家

我的注意力

我的脸刚好撞到浴室的门上了，都不知道是怎么回事。我有时候是世界上最笨的笨蛋，尤其是我累的时候，我会撞到我在路上碰到的每个拐角，总是鼻青脸肿。相比聪明的蓝精灵，我就是笨蛋高飞。原因可能是我的心思经常不知道跑到哪里去了，起码不在眼前，没有放到浴室门上。即使最著名的天才也可能是最粗心的人。阿尔伯特·爱因斯坦也会经常忘带钥匙，他的妻子米列娃说他是一个"不可救药的不踏实的人"。好吧，爱因斯坦脑袋里确实也有比他的钥匙更重要的东西。

稍微跑跑神很容易理解，不过如果太过了，就没什么好处。例如我在大学生电台进行的第一批采访，当时我经常感觉没法集中精力。我在听别人说话的时候思想老是开小差，因为我想专心思考准备好的下一个问题。包括现在我都发现，本来我想写一份重要的文本，可心思却突然就不知道跑到哪里去了，反正就是没在它该待的地方。我们的大脑里面是不是有一把钥匙，可以打开通往当前时刻的大门，哪怕我

的心思现在刚好躲在另一个世界的七重山后面?如果有,那钥匙在哪里呢?我怎么能找到它呢?

确实有一把钥匙,就在大脑自己身上,不过有一个问题:人们必须有意识地利用它,否则也不起作用。不过幸运的是我们所有人都随时可以通过钥匙孔一窥里面的究竟。

自我认知和我们的不同意识状态

在打开通往当下的大门的时候,自我认知起到了决定性作用,因为只有我们能观察和分析自己,才能从我们所犯的错误中得到教训,才可以消除挡在我们前进道路上的思维模式障碍。我们在第 2 章里已经看到,我们可以观察自己的思考过程,可以对思考作出反应。后者的专业术语叫"后设认知"。

我们的大脑可以对生活里发生的所有事件进行搜集和计算,然后保存在我们的电路中,以备后用。不过这些不同的大脑区域跟我们的语言中枢联系并不紧密,而跟我们的腹部联系更多,所以我们确实有时候会有些"直觉"(Bauchgefühl,德语的字面意思为肚子的感觉)。

只要我们注意自己的心思,我们就会发现,大脑有时又想溜到歧路上去。所以我们要更仔细地注意一下自己的意识和自我观察的能力,因为我们拥有不同的意识状态。

我们的待机网络被称为"默认模式网络"

您一定很熟悉这种情况,比如在上班的路上重温白日梦的时候您会走神。而且我们经常会这样做，实际上每天大约有一半的时间会这样。如果您中间走一下神，也一定不会对内心的独白感到陌生。然后我们就注意到所有可能的东西：必须给同事准备生日礼物，或者明天的天气会是什么样的。就好像梦游仙境的爱丽丝一样，我们好像随时都可能掉进地洞里：我们的心思一开小差，就会跟在一只白色的兔子后面跑。哪怕我们什么都不想做，我们其实也不是什么都没做，我们的思想在驰骋，可能给我们带来好的点子。我们的大脑就是为了让自己开心，特别是无所事事的时候。

躺在大脑扫描仪中的被实验者都很放松——也就是什么都不需要做，我们可以看到，所有的用于解决复杂认知问题的神经网络此刻都可能高度活跃。其中有一个区域特别引人注目，也就是负责内在叙述过程的区域，所谓的"默认模式网络"，德语称之为"闲置或待机网络"。我们本来应该休息的时候，它才会真正高速运转起来。

诺曼·法伯也将这种"默认模式网络"称为"叙述性电路"。这个网络位于前额叶的中心区域，那里汇集了所有的信息，所以我们可以把自己看作一个人、一个单位。它在我们的自我意识中扮演重要的角色，也就是"我"，不是任何其他人，代表着我们的过去、我们的回忆和个人认同感。幸亏有它，我们才能把自己的生活看作事件的逻辑性延续。"默认模式网络"被激活之后，我们就会对自身进行相当多的反思，规划和想象我们的未来，做做白日梦或者琢磨一下我们周围的人。我们处理事件或者给我们的图像世界添加注释。我们在这种叙述模式下会从一个念头跳转到另一个，基本上对应一个待机模式，不停地自动跳转，不需要我们的干预。

认知科学家甚至将这种状态称为大脑的基本状态，因为面对精神高度集中的活动太辛苦了，所以思想就会开小差，这样就会摆脱辛苦的任务。

形象化的"默认模式网络"：如果刚好没有演出，与"默认模式网络"对应的就是我们的水族箱。我们非常放松地观察我们五颜六色的鱼儿，看着它们自由地在我们面前游来游去，不停地好奇地靠近玻璃窗。这条或者那条不经意间游开，给其他鱼儿腾出地方，可能它突然想起有重要的事情要完成。
彩色的鱼儿象征着我们的不同想法："我今天晚饭做什么吃？要不要做个希腊沙拉？希腊？我们还得想想是不是要到克里特岛或者萨默斯度假。不过之前我必须完成我的项目。讨厌，我还没给斯洛姆卡女士发邮件呢。早上就该弄完！我们的冰箱里到底有没有足够的羊奶酪？"

幸运的是我们不仅拥有这个"默认模式网络"，我们还可以通过将注意力有意识地转移到我们的任务，或者现在正在做的事情，转移到我们感官知觉的方式，中断我们大脑中的这个不知疲倦的叙述过程。下面我们就来看看该怎么做。

有意识地活在当下

请您暂时用一只手拿着书，然后短暂地观察一下空闲的那只手的手指尖。捏起您的拇指和食指，就好像您要在饭上撒点盐，或者用手指头碾碎干树叶。然后扭动您的脚。您可以有意观察一下自己的身体刚刚发生了什么变化，可以感觉到自己的后背和肩膀吗？您的双手是冷还是暖？这就是打开大门的钥匙。热烈欢迎来到当下！

我意识到这两种意识状态的明显区别的时候，刚好正在坐火车，这对我也是一个小小的启示。我突然就明白了为什么我们的思想会开小差，也明白了我们如何能够集中精神和注意力：集中到一个特定的任务，或者集中到一个特定的时刻。

您坐在沙滩上或者湖边的时候，也可以刻意地感受手里的冷饮、倾听水声或者感受微风掠过发鬓，这样您就可以很好地激活这种"直接经验"。

如果您处在这种"直接经验模式"中，就根本不会进行深思，而是将注意力完全集中到您接收到的信息或者您正在忙碌的事情上：如果在聊天，您就会专注于思想交流，可以轻松地换位思考；如果在看电影，您就会轻松地看懂故事；如果在阅读文本，您就会关注内容。或者您走神了，重新回到"默认模式网络"，然后发现自己虽然读了几行文字，但是根本没明白在说什么。

我们可以在这两种网络之间跳转。我从火车车窗凝神远眺的时候，对周围发生的事情根本一无所知：我既听不到列车员的广播，也听不到我身后打电话的声音。反过来，如果我可以关注当下时刻，就会听到火车里的所有噪声，我闻到面前咖啡的香味，即使有意识地了解当前的状况，也没有太多空间来思考自己或者做些其他的事情。

同时存在两个不同的系统也解释了，为什么我们的思绪在面临自己感知的压力环境下会抓狂。我们的"默认模式网络"描绘出了最糟糕的场景：如果我们迟到、没有及时发货或者忘记了交货日期，会发生什么？您可以通过深切观察和感受当前时刻，例如扭动双脚或者有意识地感受双手，这样就可以摆脱思绪的转换。这样您就可以切换到当下模式，可以不动声色安静地想想怎样做是最好的。

您可以再试一下，就当是娱乐一下，切换到您的"直接经验模式"，将您的注意力放到感官上，坚持5秒钟。现在开始！您的脖子怎么样？您听到了哪些噪声？您现在的坐姿如何？要想留在当下也不容易，对吗？现在您可以再试验5秒钟！

您在脑袋里越经常联系这种"切换"，就越容易弄清楚您什么时候处在什么样的意识模式里。您可以更好地了解、观察，甚至可能因此改变您的习惯和思维模式。您可以更好地控制自己的大脑，可以在所有可能的情况下，特别是在棘手的时候，作出更加得体和灵活的反应，因为现在您在"直接经验模式"里可以更加集中精神。放松一下什么也不做当然也会感觉很棒，不过在面临压力的时候通过有意识地关闭许多不需要的思绪，重新赢回控制权——这样听起来很好，我也想做到！

训练注意力

有意识地感受当下是一种注意力训练，例如冥思。严格意义上讲，注意力说的是有意识地感受眼前的瞬间，不急于作出评判。这时候我们的思想既不受到压抑也不会被分析。这样人们就可以保持一段距离观察自己所处的状况和感受，同时也会更多地与当前时刻，也就是自己的生活相连接。

例如有一种简单的训练方式，先把一颗葡萄拿在手里，仔细观察。

当然会有很多地方是您之前没有发现的。您要一直想着注意自己的所有感官。您把葡萄放到耳边，然后在手指尖揉动的时候听到了什么？它是不是有属于自己的声音？可能没有。不过您可以再好好听一遍。它闻起来怎么样？重要的是您要集中精力，努力去感受所有的感官知觉。不要立刻把这颗小葡萄吃掉，而是先在嘴里感受一下它的表面，然后再把它咬碎。这时候也要注意当时发生了什么。试着去描述此刻您的感官知觉所带来的信息。您同样可以用一粒葡萄干或者一块苹果进行练习，当然了，一板巧克力也可以，这本身就是迈向注意力的第一步。

其至是讨厌的洗碗工作也可以通过这种方式带来乐趣，您可以观察洗涤剂如何变成泡沫或者精致的小肥皂泡，或者彩虹般的泡沫是如何破灭的。人们可以更有意识地感知任何一种情况，这样可以注意到更多的细节。只要您想做！注意力非常神奇，不过首先必须自己尝试，然后也要注意集中精神。

早在前几年在心理学和教育学上就出现了这个跟佛教紧密相关的概念，不过迄今为止事实上我们可能为"注意力"倾注了太少的注意力，因为它好像总是看起来那么深不可测。

美国神经心理学家丹尼尔·西格尔在他《专注的大脑》一书中阐释了对注意力的理解。他首先关注的是，我们应尽可能经常地感受新鲜事物的刺激，因为我们的"大脑对发现新模式有着天然的冲动"，这样就可以尽快掌握所有接触到的信息并且立刻对其进行分类。西格尔要求我们通过有意识地活在当下，不断通过新视角来感知周围的世界，来支配我们的大脑，这样可以为我们的世界描绘最新的画面，跟储存在长期记忆中的模式无关。

形象化的注意力：在我们的水族箱里是如何体现这种意识状态的？设想一下，您在没有潜水衣或氧气罐的情况下就潜入了水族箱，想近距离观察我们的鱼儿，也就是我们的思想，也想亲自体验一下水族箱里的水温。您动用所有的感官。水好喝吗？是不是有点咸？能不能看到或者听到小气泡升起？跟那么多鱼儿在一起闻起来有什么气味吗？好吧，要想在水里头闻气味一定是一项艰巨的任务。但是发挥您的想象力，一定能做到！

也许您可以找到完全适合自己的注意力练习方法。将您的注意力集中到您特别感兴趣的领域。比如您可以完成独具一格的设计。仔细观察一下您周围的环境，发现那些设计得好看或者不好看的家具、灯具、水壶或者雨伞。您可以考虑一下是不是可以将它们设计成别的样式或者设计得更实用，这样也会让您的知觉更敏感。

科学意义上的注意力和冥思

现在有很多研究和调查证明了注意力和冥思对我们所有感官的积极影响。这种注意力放在当下的方式不仅影响我们的生理，也增强了我们的精神以及与其他人的交往能力。

另外作出决定性贡献的是威斯康星大学的神经科学家理查德·戴维森和他的团队，他们通过功能磁共振成像技术研究了佛教僧侣在冥思时的大脑活动。研究参与人员拥有15 ～ 40年，总计超过10000万小时，甚至超过40000小时的冥思经验。结果非常令人吃惊。所有的僧侣在冥思期间都会被检测到大脑中的伽马波强度的大幅增加，经验最丰富的受试者伽马波的强度也最高。

这些波代表了高度活跃的精神活动状态和高度集中的注意力，同时不同大脑区域之间的沟通也非常积极。伽马波是所有脑电波中速度最快的，而且在冥思者身上伽马波之间的协调特别好。例如一个"普通的"、没在冥思的大脑突然想到一个好主意，就是伽马波的典型活动。伽马波会引发巨大的能量提升，我们可以注意到自己和其他人身上的思想火花，突然冒出好主意。

戴维森试验中的对照组是由练习了一个星期冥思的大学生组成的，从他们身上也检测到伽马波强度的轻微提升。这意味着我们可以有意识地通过冥思改变我们的大脑，学会更好地集中精神。

在研究中还发现了另一个非常令人振奋的现象：僧侣们也会思考同情心，此时显示左前额叶的活动强度显著提高。美国心理学家丹尼尔•戈尔曼在之前进行的一项研究就发现，这个区域在静止状态下，特别是那些心情好、充满能量和激情的人身上特别活跃。而那些情感上倾向于消极情绪、经常害怕和抑郁的受试者右前额叶的活动更强烈。僧侣们左前额叶活动强度的显著提高证明，同情心是一种可以触发乐趣和激情的情绪。许多心理学的研究也证实，生活满意度主要跟同情心和社会上的无私助人联系在一起。

在一项研究中，理查德•戴维森和分子生物学家乔恩•卡巴•金甚至证实，经过3个月的冥思训练，前额叶的活动可以从右侧转移到左侧，也就是转变成积极的情绪，心情更好。其他研究显示，冥思也会对我们的焦虑中心产生影响，这样会减轻压力，另外也会改善我们的学习能力和精神集中度。尤其是集中精神冥思可以让我们感觉更舒服，也有助于缓解我们的疼痛和抑郁。这样既可以预防，也可以降低它们复发的风险。

注意力训练和冥思绝对是稍微缓解每日压力的好方法，因为它们会让我们感觉没有那么多压力。

通过冥思放松

"随机"先生又来继续帮我写书了。有一天晚上，8位演讲者各自做了关于自己专业的报告，当时我认识了卡提雅·施坦岑巴赫，她是专注度和冥思方面的专家和教练。她曾经在缅甸的静默寺院里度过了两个月的时光，那段日子里她每天的工作就是坐禅和行禅，同时也为一家儿童医院筹集善款。她在聊天时给我讲述的经历和体会听起来非常迷人，我也想立刻拿出两个月的时间到那里去。不行，这样好像有点太冒失了。但是很明显我自己也想积累冥思经验。

我很久之前就想研究这个主题。就是坐在那里，什么也不做。我还记得我们原来在宗教课上都要做练习，在3分钟的时间内一句话都不说，不过哪怕在3分钟之内抓到一群受惊的嘎嘎乱叫的鹅也比这个简单，因为那里的噪声水平也比我们这里低一些。这也是我唯一一次有意识地保持沉默的经历，但是冥思不光是要保持安静，还要找到内心的宁静，跟此时此地建立联系，感受涌现的念头，而最具决定性和艺术性的就是让这些念头重新散去，因为目标就是只关注自己的呼吸。当然，各种念头都会自动涌现，不过要让它们消散也很简单，那就是不作任何评论。也就是偶尔去一趟潜水站。

自我测试：我发现附近有一个冥思培训机构，我不需要隐退或者去尼泊尔的寺院（当然我并不是反对这样去做，不过我也想快点出成绩）。一开始的时候意想不到的累，我感觉有点无聊，光是关注自己的呼吸，但是过了很短的时间之后我的态度就变了。我练瑜伽的时候就知道乌加依呼吸法。听起来有点像达斯·维德出场时候的咕噜声，我觉得很有意思，因为我很快就感觉放松了。

乌加依呼吸法是这样的：先用鼻子吸气，然后呼气的时候发出中等亮度的"哈"，听起来有点像小孩子在大口吞咽之后发出的叹息声"哈"，就好像刚喝了冷饮一样。重复做几次。您也可以想象自己在长时间洗完热水澡之后，在雾蒙蒙的浴室里向镜子吹气。然后您可以试着闭上嘴，通过鼻子呼气，这时候在后面的咽部或者喉部保持相同的感觉。听起来有点像在睡觉的时候偶尔听到的很大的呼噜声。现在您知道基本原理了，不过可能学习这种呼吸法的最好方式还是遵从专业指导！我第一次上瑜伽课的时候也没找到窍门，您也要有点耐心。

在冥思讨论的第三天晚上，我注意到自己做了点事。冥思之后我很快就放松下来。每个人稍微训练一下，用不了几分钟的时间就可以通过冥思立刻感受到变化！在接下来的几周里，我越来越发现，刚好在原来让我感觉非常有压力的时刻，我变得更安静，也更放松了。当然不是所有情况都这样，不过我状态很好。我上了一次冥思课，我们需要冥思3次，每次25分钟，这就是75分钟，光坐着，其余的啥都不做！我在之前的课上可能根本就坚持不下来。很难描述具体发生了什么，不过当时找到的内心的宁静已经很能说明问题。哪怕我坐出租车去火车站的路上迟到了，我的身体作出的反应也明显不一样，也就是更放松。

如果我们感到压力太大，时间就会过得非常快。我现在再也不会这样了，因为我有了第一次的积极经验之后，实际上已经习惯了，每天都冥思大约10分钟。如果每周3次，那每次20分钟也可以。现在没有那么多"太有压力"的情况了，仅仅是一些我需要很快完成很多事情的时刻。我的思路很清晰，身体很放松，心率没有提高，没有奇怪的感觉。一切都维持正常，我的兴奋感就跟晚上刷牙的时候一样，很快就没了。您可能会注意到：很难描述这种感觉。因此，我建议您亲自体验一下。

"它会给我带来什么？或者什么都没有？放弃这样的心态，坐下就好。"这是禅师沢木兴道说的，刚好告诉我们为什么要这样做。如果我们想马上就知道在冥思的时候会发生什么，并且不断问自己："到底什么时候会发生点什么？"，然后您可能就会多等一会，直到您感觉到一丝变化。我的经验是，至少需要冥思4 ~ 5次才能获得真正的经验，所以应该保证这样的练习频率。另外这样也有利于您的健康、同情心、免疫系统。如果坚持有规律的冥思，甚至有助于预防老年痴呆。您可以慢慢开始，即使您可能认为实际上不会给您带来任何好处，也请给冥思一些机会。这时候我不禁问自己：爱因斯坦到底有没有冥思过？或者，要是他能每天做几次冥思练习会发生什么？至少爱因斯坦会拉小提琴，让自己进入一种放松状态。我们也可以这样做。不过要想知道冥思会给您带来什么，不论如何都值得一试：在很紧张的情况下感受不到压力就是目标，为此付出努力是值得的。

本章要点

- 我们至少有两种意识状态："默认模式网络"，这时候我们的思绪放空；"直接经验模式"，让我们活在当下。

- 注意力训练和冥思对我们的大脑和压力感知有积极影响。

- 通过注意力训练可以让我们对自己和周围环境的感知更敏锐——可以让我们更轻松地专注于真正重要的任务。

- 冥思让人有好心情，做事更专注，提高记忆力，减少焦虑和压力，增强免疫力。

这样做会让您变得更聪明

- 比如可以在看表的时候简单地关注一下您现在的状况，这样来训练您的自我感知。您的双脚或者脖子这时候感觉怎么样？

- 每天都有意识地在不同的意识状态下转换，方式就是反复有意识地感受您的感官知觉。

- 第一口午饭也能成为您每天的注意力训练内容。有意识地注意一下饭好不好吃，动用您所有的感官。

- 您可以考虑一下，在哪些日常流程里面可以加入简单的注意力训练。例如刷牙的时候？您洁白的牙齿肯定会对此感到高兴。

- 找到一个您现在开始就特别想关注的主题：美食、设计、文本、植物、道路……

- 参加一个冥思课或者进行注意力训练。

第6章
我能做到，我能做到！
——压力与理想效率

"人是理性动物，但当他被要求按照理性的要求行动时，
却又要发脾气了。"

奥斯卡·王尔德

我好像不是我了

我最近有一天的经历非常奇特。一档新的直播节目正在招聘主持人，我被邀请参加了人生中的第一次试镜。可惜我没有太多时间来准备，因为我之前非常非常忙。

该来的总是要来：试镜开始的时候一切都很顺利，不过一到关键时刻就掉链子了。开场白我弄得还不错，当我走到要采访的候选人面前时，我一激动走神了，我离桌子太近，没有站到之前定好的标记那里。我发现自己犯错的时候，通过耳麦听到我的助理解说员需要接手采访，我感觉压力特别大。

这次录制一气呵成，剩下的部分被我脑子里的另一个人接管了，怎么都拧不过来。我错话连篇，笑得前仰后合，被接手之后还是语无伦次。那时候就好像我的大脑干脆跟我说再见了。好在对我来说这一切还不是那么糟，所以我事后还能将它当个笑料讲讲。至少我在回家的火车上吃

了一块树莓蛋糕，而且很小心地清洗掉了落在新买的白毛衣上的树莓污渍，不过谁知道当时我脑袋里发生了什么？

啊哈，我的压力比你大！良性和恶性压力

我们所说的压力就是我们感觉某个事物对自己的要求太高了，身体有点超负荷，比如心悸或者失去控制了。如果是在一种非常具体的情况下，就像发生在我身上的那种情况，我们称之为"应激压力"。有时候也可能在很长时间内我们都感觉到压力很大，例如同时要完成很多重要的项目。这时候就是所谓的"慢性压力"。我感觉我对这两种压力都有所了解，所以我可以幸运地获得积极的冥思经验。

压力首先表现在毫无价值，它只是所有器官活动的高级形式，至于我们怎么感觉，完全是另一回事。压力首先来自我们的评判，所以心理学上会区分良性压力和恶性压力即主观感觉积极或者消极的压力。这两种压力出现在对我们有特殊要求的任务或情况下，主要根据我们的主观印象。良性压力又称为积极压力，出现在一些要求可以给我们带来乐趣的情况下，我们感觉可以驾驭它们。例如，您相信尽管时间压力很大，您还是可以按时做好一个完美的报告。这种压力甚至可以提高我们的效率，让我们的思考更具灵活性，因为在良性压力中可以产生特别便于记忆的模式和网络，我们可以在类似情况下再次采用它们。

因为这种积极的压力会非常安静地秘密出现，所以我们不一定能认出它们。良性压力的最高级形式就是大家所熟悉的"流畅"，当一些要求

和我们自身的能力完美契合的时候，我们会感觉这些要求对自己来说恰到好处。

可能我们对恶性压力更熟悉，我们会在一项任务中感觉不舒服，或者太疲劳，把这项任务看作是威胁，感觉没法作出合理的反应。我们感觉自己无法控制形势。例如时间和预期压力都可能是诱因。

在压力问题上最具有决定性意义的一点就是我们说的不是客观事物，每个人都会根据自己的经验和能力对情况作出不同的判断。有的人可能感觉某项任务是不可逾越的问题，而另一个人却觉得它是下班前很好的调节方式。

本来压力是身体有意义的反应，可以在某个具体的危险情况下动员我们自身的力量。这些就是原来影响我们的压力系统的情况。在和剑齿虎碰面的时候只有两种可能的行动方案：逃跑或者攻击。如果我们没法在逃走和进攻之间作出决定，面临压力的第三种解决方案就是：盯着看。这对我们来说不是一个很好的选择，但是对于体型巨大的饥饿的剑齿虎来说，这确实是一场盛宴，是良性压力。

时代在改变。现在我们一般不用再费力去按下按钮，而是必须首先在有限时间内完成完全不同的认知任务。我们的理性已经意识到这个问题，只是相关的知识并没有到达我们大脑的所有区域。它可能还认为我们漫步在大草原上或者穿行在森林里，在每一棵树后面都有可能藏着一头粗壮危险的猛犸象。现在我们面对压力的时候肌肉也会紧张，血压和呼吸频率都会升高，身体通过提供葡萄糖和游离脂肪酸来产生能量。我们的身体现在处于精神高度集中的警觉状态，以应对有可能出现的身体或者认知任务。然而，在压力过大的情况下，如果前额叶皮层过度兴奋导致大脑的预测和计划部门无法正常工作，可能会以牺牲认知能力为代价。可能您在考试或者在别人面前做演讲的时候体会过这种断电的感觉。特别是涉及调用事实性知识的时候，我们的大脑可能会暂时罢工。

根据激活程度的不同，不管我们刚好感到无聊还是遇到压力比较大的情况，我们的大脑都会出现兴奋不足或者过度兴奋的状况。但是中间会有一个"最佳的兴奋水平"，这时候大脑中的一切都会完美地运行。这3种状况我在之前说过的试镜那一天都体会到了：在进入角色之前我太放松了，非常相信自己的经验；在试镜的时候激活状态非常完美，不过关键时候我就感到非常不安，被压力压垮了。为什么我不早点开始冥思呢？

形象化的不同兴奋状态：我们水族箱里的鱼儿面对压力时是这样做的，如果兴奋度不够，也就是玻璃窗前没有观众的时候，鱼儿们就懒懒地待在角落里。在最好的兴奋状态下，如果有很多观众，演出就会很完美。如果兴奋过度，也就是观众太多的时候，鱼儿们就会感觉到压力，然后就会过度活跃，忘记了自己排练过的节目，然后就不受控制地到处乱游，不停地相互碰撞。

早在1908年的时候，美国的心理学家罗伯特·耶基斯和约翰·多德森就证明，兴奋状态和认知效率之间存在着合理的联系。合理的压力水平可以使效率得到提高。如果兴奋度过高，我们就会认为是消极压力，自己会感觉非常紧张，然后效率也同样会快速降低。这条效率曲线看起来就像倒过来的字母"U"。就像亚里士多德在他的《伦理学》一书中所说的：我们始终应该寻找中点。这也适用于激活大脑。不过合理处理压

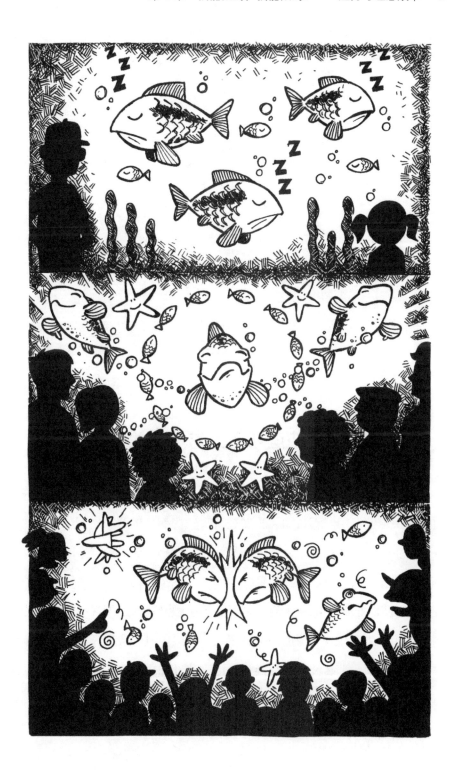

力状况的能力是可以通过锻炼得到提高的。

耶基斯–多德森定律

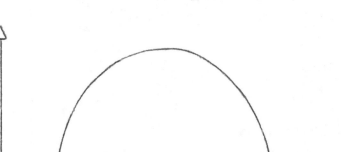

前额叶皮层与压力有什么关系？

前额叶皮层是我们的认知控制中心，原则上在我们有意识地作出决定时起到决定性作用。不过如果压力过大，一切都会迅速发生变化，因为会立刻产生一系列连锁反应，不仅涉及我们的大脑，还包括我们的身体。负责前额叶皮层兴奋状态的主要是神经递质多巴胺（动员）和去甲肾上腺素（压力激活），而我们的身体反应主要受到应激激素肾上腺素和皮质醇的控制。这些物质会让我们更加集中注意力。如果前额叶皮层充满了多巴胺和去甲肾上腺素，那么我们的交换中心自己就处在压力中了。我们感觉没法再清醒地思考问题了——至于后来发生了什么，就不再赘述了。

在极端的压力和恐惧中，我们一般都没有时间清醒地思考或者有意识地找到创造性的解决方案。这时候比较活跃的主要是杏仁核，它靠近海马体的前部，是我们的情感中心之一。我们的大脑尝试着找出最合适的常规处理模式，以应对困难的状况。剑齿虎毫无征兆地从树丛中跳出来的时候，它的反应速度也必须同样快。

幸运的是，一般来说压力也可以缓解，首先通过运动，史前时代是通过逃跑或者战斗实现的。因为我们现在面临压力的时候很少运动，所以身体里的这些激素没法很快被中和掉。然后我们的大脑继续表现出更高的能量需求，而且为了节省能量会降低效率，我们会变累、专注度降低或者变得很恼火。

应激压力过去之后，肾上腺素的浓度会在半小时之内恢复正常，而皮质醇恢复正常浓度则需要1～2小时。吕贝克大学进行的一项研究显示，品种丰富的食物也会对人体起到宁神的效果：可以享用一顿丰盛自助餐的被测试人员身上的压力迹象很快就消失了。而对照组的被测试人员仅仅通过低热量的自助餐果腹，相反就需要多花一个半小时体验能量不足的感觉，表现形式就是疲劳和精神不振。另外音乐也可以缓和压力症状，因为在倾听音乐的时候我们可以放松。

夺回控制权

如果压力主要也是一种主观感觉，那么我怎样才能把压力状况解释成积极状况呢？有一个很多年前在老鼠身上做的实验可以给我们一些提示。1号老鼠正坐在一个笼子里，我们可以通过地板线对它进行电击，让它感到疼痛。不过在触发电击之前，会发出一个光电信号，这样老鼠就可以通过按压一个杠杆来避免电击的发生。不过实验证明，这只老鼠不能每次都成功。可怜的2号老鼠在旁边房间的笼子里，同样也会通过地板线受到相同数量的电击，2号老鼠却没有杠杆可用，所以就只能忍受电击。

您怎么想，哪一只老鼠压力更大？是一直保持活跃，必须按下杠杆的1号老鼠，还是没有机会进行干预的2号老鼠？结果显示，1号老鼠实际上占据了上风。它身上没有出现与压力有关的病症。可怜的2号老鼠就完全不一样了，从它身上诊断出高血压和胃溃疡这样的疾病。

对我们来说也是一样的！之所以会出现应激和慢性压力，是因为我们感觉自己无事可做，或者失去了控制力。所以面对压力我们要做的主要是重新夺回控制权。只要我们认为可以自己做主，就会感觉好很多。

压力就摆在那里！现在呢？

我们感觉到的是良性还是恶性压力也跟我们当时的心情有关。我们不是每天都用相同的方式对事情作出反应。我们如果心情比较平静，就会放松，也乐于帮助同事解决问题。不过，如果我们有重要的项目要完成，可能同事提个小问题都会让我们感到心烦。如上所述，压力感知是非常主观的事情。不过我们还是有能力及时识别出压力状况，在这些情况下作出合理的反应。

如果我们确实压力很大，重要的一点就是不要遵从第一反应。因为它可能会误导我们非常急切地做出不经思考的行为，我们的身体在这样的情况下没法达到最好的认知效率，所以需要给自己一点时间，摆脱这个小小的压力恶性循环。如果我们简单沉思一下，切换到当前模式，平稳地呼吸，我们对时间的感知就会变得正常，时间也就不会过得那么快，激素水平会降低，大脑细胞也会恢复到正常的工作节奏。我们就可以更好地作出合理的反应，就像我们在注意力那一章中看到的那样。

某种程度上我们可以将一种情况进行自我阐述，可以使列为压力状况的情况感觉起来不那么消极。如果早上错过了公共汽车也不要生气，可以利用等车时间准备马上要进行的会谈。我们所有人都想避免严重的失误，不过前提是我们的工作量是真实可行的，不能从结构上给自己太大压力。所以有时候学会拒绝也很重要，如果没有余力就拒绝新任务或者很好的机会。

这时候，现实地看待自己的能力也会对我们有所帮助。我们如果能很好地判断自己的能力，那我们在面临压力的情况下也就可以更容易地赢得主动，心理学上称其为"自我效能"。在良性压力情况下我们认为自我效能比眼前的任务更强大，而在恶性压力时会感觉它更弱小。您还记得那个臭名昭著的"自我实现预言"吗？如果认为自己不能做什么事情，可能真就说对了。

有时候一些小贴士也会对您有所帮助。如果您下一次不管出于什么原因压力很大，自己没有想到走出死胡同的办法，那就不要浪费时间了。站起来，暂时离开您的位置，让您的身体也跟出现问题的地方保持距离。走几步或者拿一杯咖啡。任何情况下这样做都会让您的大脑感到这是个好主意！即使到了今天，运动也会消耗身体里的应激激素，您就有时间自己重启一下。

糟糕、更严重的错误——该怎么办？

据说，我们事业的成功只有10%取决于我们的效率，也就是我们工作的质量，而更重要的因素是个人魅力和在企业中，也就是领导层的知名度。起码从20世纪90年代以来文献中反复提到的一项IBM的研究是这样说的。克拉根福大学的媒体专家卡尔·内斯曼通过猎头公司进行了一项问卷调查，这些猎头实际上只招募那些"拥有特定能力，在各自行业中有良好形象"的人。我们不要再为错误而懊悔，而应正好相反，我们要坚持下来！这样会让人看起来更镇定，更有独立意识，这些特征一般也会被认为是自己的优点。

如果能更轻松地处理错误，同样也会减少您的压力。我们都是人，都会犯错误。哲学家卡尔·波普尔曾经说过，犯错误是最好的学习方法。错误会让您的大脑保持活跃，因为那里会形成很多新的连接，这样可以在以后避免犯同样的错误。前IBM总裁托马斯·沃森也是这样看的，他的员工之前因为一个错误导致公司损失了60万美元。在回答关于是否要开除这名员工的问题时，沃森说，为什么要开除一个你投资了60万美元培训费的人呢？我们希望能有很多这样的老板。

失败也可能是伟大成功的开始。许多人一开始都失败了，不过后来却成功了，或者说因此成功。例如，一所著名大学的教授很多年之后又碰到了当时申请做他的硕士研究生的学生，因为当时没有被录取，所以这个人成立了自己的IT公司，取得了巨大的成功。现在他很幸福，也比原来有钱多了。一位成功的帆船运动员告诉我，取得成功的运动员主要是那些在青少年时期没有在比赛中获胜的人。如果太早就习惯了成功，就会失去继续努力的动力，这一点是肯定的，不光是在帆船运动上。

所以失败有时甚至刚好是最直接的导火索，需要一个人作出改变，改善自己的处境。因为只有出现更大的障碍时，我们才会去从根本上思考我们的处境或者去作出改变。如果犯了错误，您的经验也会把它看作是机会。

应激压力可能会变成好事，慢性压力不会

为了避免重复出现的压力状况，我们需要认清导致这种忙碌状况的原因。检查您的日常流程，找到减轻压力的办法。您是不是一早就着急出门？为了避免早上就出现的不必要的压力，您可以尽可能地在晚上多做一些工作，哪怕是最烦琐的事情，比如收拾好早餐桌或者如果把文件带回家了，那就把它们整理好。您也可以简单想想第二天早上穿什么，明天到底是普通的一天还是有外事会议需要参加。

利用上班的路上来放松。您可以想一些美好的事情：下一次周末远行，您的假期，马上上演的戏剧；或者听音乐，听有趣的广播；您也可以做些简单的注意力训练。每天都尝试着发现些新东西。哪怕是开车去上班，也肯定会碰到红绿灯：短暂地观察一下天上的云层，吃惊地看着陌生品种的狗，或者情绪不好的路人。

或者您过了一天的压力生活之后还是没法调节自己，可能在下班之前就结束您的工作日会有所帮助：整理您的书桌和电子信箱。自己应清楚什么事情已经做完了，然后简单想想第二天的工作，记录下需要完成的重要任务。应尽可能地做好一切准备，然后把您的心思和现实问题留在工作单位，尤其是在第二天就是周末的时候。

也许您可以在家里举办一个小的庆祝活动来更好地调节自己。例如可以听某一首特别的歌。您一定会想到其他的主意！任何时候都要利用工作之前和之后的时间做些美好的事情，有意识地去做！

本章要点

- 压力是生活的一部分，我们从根本上需要它来保持自己的活力，随时保持警惕，摆脱危险。
- 一定程度的压力会提高我们的效率。
- 如果我们觉得一种情况比较有压力，不管是良性还是恶性的，都高度取决于我们的主观判断。
- 如果我们觉得可以控制局面，就会感觉到更少的压力。
- 错误是有效的学习和改良手段。

这样做会让您变得更聪明

- 找到一种活动，可以让您把工作跟休息，首先是周末区分开。
- 如果您总是压力太大，分担压力会让压力减半，所以去找个人聊聊！
- 懂得经常拒绝！
- 体会您的成功，而不是老想着失败。
- 学着对自己所实现的目标感到高兴，哪怕外界对此没有太高的认可度。同时学会简单地自我夸奖，认可自己取得的成绩。

第7章
迟到的人会受到大脑的惩罚？
——如何管理时间

"当我们为生活疲于奔命时，生活已经离我们远去。"
约翰·列侬

我到底需不需要管理时间？

时光在流逝，不，是在飞逝，我希望自己不要像时间所设定的那样，这么快就老去。我这样许愿，圣诞节的时候也这样想，不过都是徒劳。过去几周虽然我的工作非常非常多，不过不是忙着写书。圣诞节的时候我终于有时间可以休息一下了，不过一切紧接着又陷入停顿。我做的事情越多，越感觉没做什么。后来，在新年的第一周，一位朋友给我打电话问我明天什么安排，我发现我根本没有什么具体的计划——除了写书。

但是这样足够吗？说实话，我很久都没有做过真正的计划了，可能这就是我的问题。我偶尔会觉得自己做事效率不够高，没有全局感，脑袋想到什么就做什么。迄今为止虽然我总是能即时应约，遵守约定，但是有一两次差点错过。而且我一直觉得列个任务清单很庸俗。只有在我每次旅行都丢三落四、每次还都是不一样的东西时，我才在手机里保存一个清单，每次出发前看一遍也不是很糟糕。飞行员每次起飞之前都会检查清单上的所有项目，尽管实际上他们已经都记住了。也就是他们使用清单是有原因的，是不是任务清单可以带来的好处比预期要多？

我们每个人都不一样！

在查找这本书的资料之前，我已经反复接触过完全不同的时间管理技巧，不过我内心的声音总是告诉自己，我不适合每天都严格按照计划来，而且某种程度上讲我是对的！我不想订错计划，我想要自由，可以自发作出决定。

计划的支持者说，只有当我们做好计划，能控制我们的任务，并且能保持计划的灵活性时，才可以从过多进行时间管理的担心中摆脱出来，获得自由。是不是制订灵活的计划会比没有计划带来更多的自由？好消息是，实际上我们可以将计划和自由联系起来。我们的大脑要适应全新的理念不需要太长时间。

首先我们必须要清楚，我们每个人都不一样，有认识逻辑家、秩序控、无政府主义者和天生拖沓的人，所以也就需要不同的时间管理工具。有的人就需要严格按照规则和计划来，而其他人则需要更多的自由空间。当然也有的人，尽管给一切都制定了完美的规则，却还是想继续改进：让一切速度更快，做得更好，效率更高，成绩更优。这样的人很显然需要，也喜欢压力。但是这里我们要说的是要保持警惕，不要忽视身体可能给出的信号。还是有一些勤劳的小蜜蜂，总是能很快地顺利完成任务，但是却不想提高效率，反而想减速。还有一些看起来比较懒惰的人，工作的时候总是一团糟，很少使用任务清单，而是靠直觉，完全自由地进行规划。我就属于后一种类型——迄今为止——比较懒的类型。您也一定有自己的特点！

后一种类型的好处是您知道自己这样做对不对，如果您对自己的计划感到舒服，不会忘掉重要安排，可以轻松及时地提交工作。哪怕像我这么混乱的人有时候也觉得毫无压力地遵守交活时间是一种调剂。不过我还是需要一些压力，这样才能更好地完成工作。为什么我最后还是依靠时间压力来提高效率，能不能提前说服自己？

这里有几个比较基本的小提示，可以帮助您的大脑对完全不同的人体部位有一个总体概念。如果您主要靠逻辑性左脑进行规划，当然应该好好利用它。也许如果您能在自己的规划中留给未知事件一点空间，可能您会获得更大的自由。如果您需要更有创造力的时间规划，那就必须始终留出足够的空间，这样就可以处理自发的想法。

如果我们想给自己的自我管理和时间管理带来一些改变，首先必须重新认识自己的思维模式和习惯，至少要对此提出质疑或者进行改善。我们必须要先弄明白，我们要做的是完成"重要"的任务，不是"正确"地完成任务，只有这样，我们以后才能正确地完成重要的任务。良好时间管理的目标不是不再让您的老板催您交工，而是让自己的任务领域变得宽松，不再有消极的压力，这样您甚至能更有激情地投入到工作中。

时间、我的大脑和我

物理学上所说的时间跟我们所感觉到的时间概念没有直接的联系。

众所周知，时间的流动速度并不是均匀的。它有时候看起来几乎停滞不动，有时候却又以迅雷不及掩耳之势飞转，这些都由我们做事的状态决定。例如，我在录电视节目的采访环节被提问的时候，直到我回答完问题，我感觉时间就好像变成了永恒，我就想："天哪，太痛苦了！克里斯蒂娜，再说点啥，随便什么都行。"我事后看录像的时候，对于提出的问题马上就可以不假思索地口若悬河，而我当时脑袋里好像什么都没有了。不过我们的大脑是如何感知时间的，我们怎样才能培养良好的时间感？

物理学家和哲学家斯特凡·克莱因描述了体验内在时间的感觉，就好像是"大脑高度复杂的成就"。因为我们的大脑建构起我们面前进行中的每日个性化电影，它也需要有身体机能的参与，首先是心跳，也就是我们的主观时间感觉。这仅仅只需要通过对事件，也就是对运动和改变的感知即可获得。我们生活得越专注，对我们来说时间过得就越快。通过有意识地感知，我们所经历的事情就可以更深刻地保留在我们的记忆中。其实这是一项很好的协议！

与我们的前辈们相比，现在我们的自由时间太多了。在过去100年内，我们的周工作时间大大缩短了。我们可以使用家用电器来节省时间，我们不需要再花80天就能环游地球，但是几乎所有人还是每天都感觉时间不够用。这种现象也被称为"经验总结"。跟原来相比，我们现在每一天经历的事情多了很多。不仅我们的职业活动比前辈们更富于变化，而且在休闲方面我们也有了非常丰富多彩的选择。尽管取得了这样的发展，我们有时候还是感觉被无情地透支了，所以印象里面时间不够用。

需不需要计划，这是个问题

已经有许多研究证明，规划一天的生活、设定目标并且写下需要完成的任务很有意义。

我们写下待完成任务时脑子里所发生的事情，可以通过下列图景直观显示出来：您可以想象一个巨大的梳妆台，每一个未完成的任务都对应一个小抽屉。每一个开着的抽屉都让我们的大脑感到紧张，因为大脑知道，这些都是需要完成的，看一眼就让人很不安！但是如果我们给每一个任务都设定一个时间期限，最好是动笔写下来，然后这些抽屉就会一个接一个地自动关上了，就能重新找回和谐了。写下来的时候大脑上当了！

实际上我们的大脑会区分已完成和未完成的工作，这种现象也被称为"蔡加尼克效应"，发现这种效应的是俄国心理学家布卢玛·蔡加尼克。未完成的任务会在脑海里不断地浮现，会产生不好的感觉，因为我们心里知道，还有事情在等着我们。也就是我们的前意识要求我们最终必须完成这些任务。

形象化的未完成任务：我们来看一下水族箱。未完成的任务就好像一个非常神秘的深海动物的可怕身影，它闯入了水族箱，我们可以从观赏窗口的背景中看到它。鱼儿们当然害怕这只未知的动物，所以就产生了一种不好的基调。

不过只要鱼儿们靠近这个"怪物"，都来对其描述一下，也就是把需要完成的任务记下来、分配好，它们就会丢掉羞怯，敢于接近这只"怪物"。这样会给这只深海动物留下深刻的印象，它就被驯服了，现在水族箱里又充满了"欢乐时光"。

不管是在私人生活还是日常职业生活里，要进行时间管理，主要是找到那些真正重要的任务，并为实现它们建立有效的架构。这样就会提高成功的可能性，而不会带来过大的压力，也就是应灵活地处理无法预见的事情。

我们的前额叶只为认知活动准备了有限的能量储备，这一点在第3章我们已经谈到过，所以我们需要有意识地将我们的能量用在重要的任务上。那怎么才能制定最好的目标呢？

如果您想短期内就达到自己的目标，需要将您的最终目标分解成许多小目标。即使在长期项目中，也很有必要设立现实的且有挑战性的里程碑，最好再把它们分解成多个中期目标。作家和行为经济学家丹·阿雷利对他的学生进行了一项实验，他在课堂上规定了3篇课外论文的交稿时间，并将学生们分成了3组，第一组在过了4周、8周和12周之后分别上交了3篇论文，并取得了最好的成绩。另一个小组成绩也很好，这一小组的学生可以自由选择交作业时间，但是如果没有遵守他们之前选择好的交作业时间就会扣分。成绩最差的一组学生就是可以在学期最后上交3篇论文的那一组。我们能得出什么结论？计划和目标设定可以给我们带来好处。我们需要有制约性的目标，最好是从外部设定的。然后您才会为了实现您的目标采用外部视角，并确定单个目标的现实时间安排。您也可以动员您的家人和朋友，支持您实现自己的目标，方法就是让他们控制您的中间阶段。如果我们能保持足够的灵活性，那计划就完美了！

怎么样？——先做好一周的计划，不光是一天

比规划单独的一天并且设立具体的目标更重要的是了解整个一周的

情况，一开始不要计划太多的内容，除非最后期限迫使您这样做。堆成山的任务没法在一周的时间内处理完，这样行不通。目标太多也会让人变得消极，因为很多确实没法实现。而如果只有长期目标，也不会有什么帮助，因为距离实现目标并获得回报还很远。

所以您在每周五下午或者最晚周一上午就要考虑这一周要完成什么目标，然后首先从您优先列举的任务里找出哪些是可以真正实现的，尽管有可能中间会自发出现一些其他的目标。就这些了！因为我们中间总是会有其他想法，不光是新任务。我们会生病，或要给朋友过生日，某个晚上玩得比原来预料的要晚，或者汽车发动不了了。无法预料的情况会给每天的计划带来困扰，让人产生挫败感。如果您制订了整整一周的计划，您就会更加灵活。不过一定要始终记住马上要到期的任务或者这个月的任务。

最重要的就是我们可以自己决定时间安排，这样也会让我们把目光放到最重要的地方。我们经常会感觉自己很无力，因为我们计划得太多了，所以面对巨大的工作量会感到恐惧。这时候如果思想上后退一步，"从上面"观察一切会有所帮助。什么才是真正重要的？或者您可以从目标的角度来审视这项任务。您要规划一项活动吗？您可以设想一下这一天的情况，然后提前作出时间规划，这样就会感觉任务轻松了很多。

首先要保证自己在一些时间段里可以不受干扰地工作。如果您有电子日历，同事们都可以看到，那就留出特定的时间。应给最后期限设置缓冲时间，对重要的时间安排不仅要在思想上提前，而且在日历上也要提前两三天，然后用色彩鲜明的笔特别标记出来提前的最后期限！这是保证真的按时交工的有效方式！而且您的大脑会对更早的时间安排感觉更舒服、更放松。另外还有一个古老的办法：在我奶奶的记忆里圣诞节是一个轻松的家庭节日，因为她把所有的事情都按照23号过圣诞节来规划。

同样，我们清楚明确地说明自己的目标也很重要。如果我们只告诉自己："给米娜和格克汗写卡片"，以感谢朋友举办的完美的派对，但是却没有买到漂亮的卡片，那么我们的大脑一开始就不会欢呼雀跃。如果我们能立刻制定下一个具体的任务，那么我们的大脑就更有处理任务的积极性。这时候我们可以写下来："给米娜和格克汗买卡片"，我们就会更加轻松地完成任务。

决定一天的工作成效的关键是要知道优先处理什么事情。例如我会在便签纸上写下"看完的书"，然后贴到笔记本上，笔记本现在就在我的计算机旁边。我的目光难免反复落到它上面，当我在线阅读一篇有趣的，但却与我的工作不是很相关的文章时它会提醒我把注意力集中到重要的事情上。如果您发现自己无法继续下去了，那就干脆暂时做一些简单点的工作。由于提出了不同的问题，大脑的其他区域也参与进来，然后您就会重新以更集中的注意力完成重要的任务。

在优先处理的任务上应多花点时间，不要安排太少的时间！如果您刚好有很多事情要做，就会产生错觉，好像省略掉一步可以节省时间。我们之前提到过，要在自己感觉舒服的时间段里处理有难度的工作。午饭刚吃完猪排和土豆沙拉，再接着吃一个红色的果冻就不行了。午休的时候要保证自己得到真正的放松，享受一小段散步时光，跟同事或者朋友好好聊聊天，或者盯着云彩看看，做做深呼吸。如果我在书里面读到这么一段话，我总是会想：得了吧，亲爱的作者，这样的办法太老套了！深呼吸是什么？在忙碌的日常生活里，我自己几乎都注意不到这些细节。我们的大脑确实偶尔需要这样细微的休闲时刻。短暂地离开压力环境可以让自己内心感觉问题没有那么多，尤其是如果您脑子这时候刚好自发地蹦出一个解决问题的办法。

正确的时间

有些任务我们没法立刻就完成，而是需要稍微往后推一下，因为我们就是没什么欲望去做，或者这时候感觉这些任务太难。您可以尝试马上要结束一天工作的时候再仔细看一下其中的一项任务。这不是说让您在晚上还要有意识地去思考您的工作，休息就是休息！至少原则上应该是这样，而不是说例外情况。但是您的潜意识在晚上有时间整理您的思绪，第二天早上您会发现这些任务处理起来更轻松了。

有时候在白天也可以用一些小窍门。您不需要在办公室睡午觉，不过即使睡觉了也不会让人感觉太奇怪。白天您也可能仅仅是简单处理一下复杂的或者让人感觉不太舒服的任务。您可以先处理其他事情，这样可以稍后再拿出时间来解决不太好处理的问题。可能在这期间您也会有完成已经延后了的工作的冲动，因为您心里已经有了解决办法。解决任务的正确时间有可能具有决定性意义：只有我们对工作感兴趣，感觉可以获得成功，而且不把它当成工作，而是看作乐趣的时候，才能真正做好一份工作。

测试时间管理办法

您属不属于那种自己没办法决定先做哪些工作的类型？是不是不太

认同时间管理，就想找到快速解决办法？对这些问题的回答可能给我们提供不同的时间管理策略。我之前说过，我自己一开始都被这么多不同的技巧吓到了。我从无数的策略、原则和方法中选出了5个不太麻烦的方法进行尝试，测试一下它们是不是真的能给我们的大脑提供支持。通过阅读下面的文字您可以了解什么对您有用，什么没有，这样就可以帮助您把自己的工作日变得更有效率。

测试中：番茄工作法

这绝对是我最喜欢的时间管理技巧，可以训练工作时的精神集中度，不让自己总是被电子邮件、手机或者脸书等分心。特别是在下午的时候，我自己的积极性曲线已经有些平了，它可以给我带来一些小小的奇迹。这种技巧只需要一个沙漏或者一个计时器，现在几乎每个手机上都有。它可以立即投入使用，操作也很简单，就好像把番茄从冰箱里拿出来那么简单。

这种技巧的操作方法就是坐到书桌前面，把计时器设到25分钟，然后开始工作。这段时间内唯一的规则就是：不能分心。25分钟过后休息5分钟，完成4个番茄进程后还可以拿出20分钟的时间来伸伸懒腰，或者按照自己想要的方式休息一下。

我觉得3组这样的测试还可以承受，也要看心情。我还没经过训练的时候，要完成4组就觉得太漫长了。每个番茄阶段之后稍微站起来活动一下会让您的背很舒服。原始的番茄工作法要求一开始就写下接下来这25分钟的目标，这样可以产生更大的约束力，所以目标也就对我们的大脑更有意义了。不过没有也可以。

这种工作法的效果出奇得好。实际上我注意到，大家都可以保持25分钟的高度精神集中，接下来大脑可以反复地得到休息。

测试中：任务清单和日历——经典方法

任务清单是规划一天活动的经典方法，有些老套，但是我现在发现，同时它也是非常聪明的办法。方法很简单：您一条一条地写下来您刚好想到的需要完成的任务，接着考虑一下哪些任务出于哪些原因最重要，然后相应地给任务编号。您也可以简单想想，自己想处理哪些任务。如果出现新任务，就放到最后，用另一种颜色的笔标出来，必要的时候修改一下顺序。

如果到了晚上清单上还有没完成的任务，就在第二天按照顺序相应地写到新的任务清单上，放到新任务的后面，游戏从头开始。我觉得对您来说这些都不是什么新鲜的事情。如果您要反复完成类似的任务，可以在计算机上将清单保存为图表。如果您有任务需要完成，只需要在每个当前任务的后面加上一个小十字；如果已经完成，就再加一个十字符号。

不管您喜欢手写任务列表，还是将其保存到计算机里或者输入到手机应用软件里面——不管怎样，有意识地把任务标记为已完成之后就会获得乐趣。另外重要的一点就是，您应只在一个地方记录您任务的所有笔记。也就是单页的最好是彩色的自制便签纸都要堆到一起，放到一个彩色的文件夹里或者书里面，或者随您所愿。您的任务清单应该跟时间计划分开。

日历里面只标记出重要的日期和您必须参加的会议的时间，否则您首先应该在其中写上自己不受打扰的工作时间，这些时间段里您可以不间断地工作。重要的一点就是要确定唯一的时间计划，记下您的时间安排！而最重要的是：要考虑到每天都会出现无法预见的事情，所以始终要计划出充裕的缓冲时间：最高到50%，是的！宁多勿少。如果您用不到这些额外的时间，那更好。不过一般来说人们用的时间都是自己本来计划时间的两倍。另外也不要不好意思，可以加上一小时的"慢吞吞"的时间，因为这种情况也会很有规律地出现。这段时间您可能会跟同事侃侃大山或者看上一篇很有趣的文章。这两种情况可能甚至会跟您的工作有关，哪怕不总是立刻显现出来。

在进行时间管理的时候也需要找到中间点，因为在正确位置进行紧密的时间安排同样可以让您的工作富有成效。至少英国历史学家西里尔·诺斯古德·帕金森是这样看的，他在自己的帕金森第一定律中认识到："工作什么时候完成只取决于可以支配的时间，而不是它实际上有多复杂。"我在收拾东西的时候经常有这样的体会。周末没有事做的时候可能我需要半天的时间来收拾东西，如果有朋友突然拜访，也就只需要5分钟。不过重要的是需要给无法预计的事情留出时间。因为自己已经打算好的事情，没有比完成不了更令人愤怒和沮丧了。

测试中：洛塔尔·赛韦特的阿尔卑斯（ALPEN）法

我也试验了这种方法，因为虽然我通过番茄工作法可以在25分钟的时间内好好安静地工作，但是却还没有印象是否可以因此明显改善我的时间观念。在洛塔尔·赛韦特的阿尔卑斯（ALPEN）法中，您在早上可以跟采用任务清单一样确定任务（A）和提交日期，然后第二步估计所需要的时间（L），也就是目前活动所消耗的时间长度，这样可以设定最低时间限度，然后规划充裕的缓冲时间（P）！

阿尔卑斯法中的"E"表示的是抱歉。例如在判定任务的优先顺序上您可以采用ABC分析法。最重要的任务标记为"A"，不重要的标记为"C"，剩下的聪明的您一定已经想到了，就是"B"。在这一个阶段中您也要决定是否要将任务分配出去。最后当然还有一个后续控制（N），可以让您再次审视一天内所取得的成果，这样可以为将来积累经验。您能按照这些时间段来进行吗？休息的时间是不是太短了？后续控制是这种技巧的特别之处。

如果定期运用这种技巧，确实可以增强时间观念，而且可以更好地对情况进行预估。您可以每周试验一次这种练习方式，仅仅利用短暂的一段时间就可以了解旧模式，然后可能就会开始进行修改。

测试中：快速优先排序中的艾森豪威尔原则

这种技巧要归功于第二次世界大战中盟军的将军和美国总统德怀特·戴维·艾森豪威尔，他向人们传授了这种方法，并亲自加以运用。原来开发它是出于军事目的。这种方法主要适用于因为意外出现的、需要在短期内完成的任务而产生的压力感。通过这种方法可以很快就有一个整体概念，也就更容易选择优先顺序，将重要的任务跟那些不重要的区分出来。

艾森豪威尔原则

	紧急	不紧急
重要	1	2
次重要	3	4

首先将所有的任务都按照上表显示的内容进行分类，"紧急"的意思就是需要尽快或者当天就要完成的任务。首先要处理的就是既"重要"又"紧急"的任务。完成优先等级为1的任务之后是"重要"但"不紧急"的任务。如果当天没法完成，那就安排好处理它的时间。这一点很重要，因为这一级别的任务一般都很花时间，所以还是稍微往后推迟一些为好。"次重要"但是"紧急"的任务可以留在一天的最后来做。如果还有没做完的部分那就不要再做了，因为我们为什么要花时间来处理那些不紧急也不重要的任务呢？

如果同时有很多任务摆在眼前，就列个表，给不同的任务分配不同的优先等级，就是简单地用不同颜色标记出来，这样就可以一目了然。如果您还想减少压力要素，在第1类里面不要用红色或者粉色的信号色，而是用绿色：这种代表希望的颜色立刻就会给您带来积极的情绪。

测试中：约翰·佩里的计划推迟法

我在德国汉堡进行音乐培训的时候，为了拍摄《我怎么……》走遍了整个德国，这期间我要做报告，另外还需要考虑所有可能发生的事情。我当时发现，我之前采用的时间管理办法，其实并不是什么真正的时间管理办法，根本就不够用。于是我出发去书店，想找一下跟时间管理主题有关的书。虽然这类书在书架上满满当当，我却只买了哲学家约翰·佩里写的一本小书，书的名字是《拖沓一点也无妨！通过有针对性的无所事事实现高效工作的小书》，可惜我没有时间读完。

我在写时间管理这一章的时候又想起了这本小书，我很高兴地读完了它，而不是继续写下去。作者非常准确地描述了拖沓的现象。大多数懒人喜欢把一切事情都往后推，但还是能得到很多东西。他们所做的事情虽然不是处在现实中或者脑袋里存在的那个任务清单中排在最上边的任务，但是这些事情在完成之后却可以为非常重要和辛苦的任务尽可能地扫清道路。这也刚好就是我在某种程度上所做的：事实上从我写这本书开始，我的窗户玻璃就擦得从来没有这么干净过，我半年之前就想挂到墙上的 5 幅图片也最终挂上了，其他一些事情也做完了。可见，如果我们面临重要任务的压力，但是还想安慰自己的良心，本来也是可以相当高效的。

约翰·佩里建议我们将这个习惯作为自己的策略，方法就是让不太重要的任务膨胀，或者甚至人为设定一个最终日期，这样就可以完成其他的任务，哪怕是任务清单上排在第一位的"学习俄语"也会让您变成勤劳的小蜜蜂。

我曾经尝试过用一天的时间写完这一章的大部分内容。现在我的首要任务是："跑步两小时"，而它跟我写时间管理这一章配合得很好。这套系统真的有用！

我现在只需要记得继续欺骗自己，让其他任务看起来对我更重要，这样我就可以最终写完这本书了。

努力去改变某些模式！

在时间管理上没有唯一正确的道路，因为我们每个人都不一样，这一点我们必须不断提醒自己。不管您是属于哪种类型，您最好告别自己永远的完美主义。实际上为了写这本书我推迟了很多项目，因为我私底下认为，只有在我时间足够充裕的时候才能完美地做好一件事，这样才能仔细深入地去做。但是我却从来没有达到这种拥有"足够充裕时间"的状态，所以我可能很多年都不会再写新书了。但是最近有人问我，如何在标准化的医学测试中最好地运用记忆技巧，看起来我在研究时间管理方面还是取得了一些小的成果。我很奇怪的是那一天我就安安静静地坐了下来，经过深思熟虑回答了所有问题，却没有发送电子邮件，我想第二天再看一下我的答复并修改一下，这样才会给出完美的建议。这一切已经过去有3个星期了：我刚刚良心不安地把这封——当然——没做修改的邮件发了出去。如果我们意识到自己的完美主义，可能会更容易地找到出路，省去我们为取得完美效果所做的白日梦。有时候如果能解决问题，工作做到非常好或者好就够了！如果没有达到，也要勇敢一些。

身处混乱中的人会有经常迟到的特点，不管是参加会议，跟顾客约好时间还是跟朋友见面：迟到不会给人留下好印象，所以您要在这时候给自己留下额外的缓冲时间，或者每次在日历中输入约会时间的时候都提前10分钟，这样就能准时赴约，甚至可能还提前几分钟。可能您不能立刻就做到总是按时到达，那就给自己几个星期的时间来改变旧模式。

如果您觉得提前到达约会地点纯粹是浪费时间，那我就不太同意了。因为您可以借此机会稍微休息一下，喝杯咖啡，或者可以整理一下思绪来面对马上就到来的约会。您也可以拿出手机来查看电子邮件或者新闻，或者您可以干脆利用这段时间放松一下，喘口气。这时候您一般会想到最好的主意！您的大脑也会为此更爱您！

那么怎样才能实现呢？

您真的愿意为某个人、某件事拿出时间？

如果您对自己的情况不太满意，想改变自己的一些不良习惯，您可以尝试一下不同的方法，但是一定要有耐心。要想将一个决心变成可靠的习惯，固定到潜意识里面，需要几个星期的时间。如果您属于不可救药的拖延症患者，那么读一下《一切尽在掌握——不需要丝毫自律》这本书会对您有所帮助。然后您只需要告别自己良心的不安，继续照旧。

但是如果您真的想做些改变，那么尽可能经常地写下您的目标和想法会是一个很好的开端，这样会有约束力。只有我们总结并写下自己的决心，它们才会变得具体。

形象化的写下决心：如果我们只是想做些事情，比如给水族箱拍照，然后打印出来，不过只是随便抓拍，一定看不到最引人注目的鱼儿。如果我们写下来，就必须对我们的鱼儿，也就是我们的想法进行整理。就好像拍一张全家福，也许大家可以按照辈份来站队，这样画面会更清晰。如果不是有意识地进行安排，那就可以随便地快拍，本身没有什么行动需求。所以要经常写下您的想法！

就是使用最好的方法，我们也永远达不到可以完成所有事情的状态。我们留到"最后有时间"来阅读成堆杂志的想法，可能也会很快消散在空气里。特别重要的一点就是我们要让自己对工作感到满意。我们不可能从所有任务中都获得乐趣，但是我们不一定总是处在压力中。我们应该重新找回自由空间的感觉和对自己时间的把控，只要我们放弃这个或者那个，就会把空余时间用在对我们真正重要的事情上。

您也可以写一本"一句话日记"，可以记录您每天取得的进步，或者写下您一天中的3个闪光点。自问这一天做的"好"的事，而不仅仅是："今天过得怎么样？"然后我们的大脑就会真的去搜寻美好的经历。您也可以考虑是不是可以把什么事情做得更好。

这一切会比您想象的进行得都快，这种方法做起来跟听起来一样简单！最好就在床边放一个小日历，给每天留出空间，然后每天早上或者晚上写下一些关键点或者一句话，您可以发现您所取得的成绩和要实现的目标。

这个方法的关键点还是坚持不懈。不过我们其实已经学过，如果一件事情变成习惯，就会自动进行下去，我们不会感到太辛苦！多好！如果您觉得记日记是个好主意，那今天就去买个日记本或者至少确定一个购买日记本的时间。至于如何提高自己坚持美好决心的积极性，我们会在下一章进行说明。

本章要点

- 每个人都有很多习惯，所以对自己日常生活的建构也是非常个性化的。
- 采用时间管理方法很有意义，我们可以找到适合自己工作方式的技巧。
- 如果我们写下自己的目标，然后将其分成小的步骤，会让目标变得更简单。
- 不仅要制订一天的计划，还要至少制订每周计划并且将任务按照先后排序。

我们所拥有的良好时间感可以让我们正确地估计工作进程所需要的时间，也有助于确定每天可以实现的任务。

这样做会让您变得更聪明

试验一下前面介绍的时间管理方法。

只用唯一的一个日历，上面记录您所有的时间安排。

在您的时间计划里写上您的业余活动，首先是运动时间，就像工作安排一样坚持不懈，而且要遵守自己的安排。

在任务的开始或者结尾习惯性地看一下表，例如在回复邮件的时候，随着工作经验越来越多，可以更好地预估一项任务所需要的时间。

即使您属于总是喜欢从最困难任务开始的那种类型：考虑一下，今天做这些工作是不是这么有意义，或者不妨从其他现在能给您带来更多乐趣的工作开始。充满激情的工作会让一切变得更好。

写下您的目标和决定。

第8章
明日复明日！
——积极性和纪律

"除了诱惑，我什么都能抵抗。"

奥斯卡·王尔德

为什么有时候不大行，甚至完全不行？

这是一个周五的中午，我坐在满满当当的高铁上去柏林，车厢里有一股油腻的午餐的味道。一位刚刚跳上火车，大口喘着粗气的男士在四人桌的斜对面正看起来非常开心地吃着自己的汉堡和薯条，所以我决定把这股强烈的味道看作舒适的香水味，也因此感到幸福。我们对情况的判断其实就掌握在自己手里。

手边的提包里放着我的笔记本电脑和任务清单，我知道它们都在等我。我今天的任务就是："在火车上写完积极性这一章"。我从窗户看出去，上一座城市的房子已经消失在视野里。窗外的风景在一片雾蒙蒙的绿色和蓝色里从我眼前飞驰而过，可能这些色彩根本就不朦胧，只是我心里这样感觉，因为我之前的晚餐喝了太多莫斯科骡子鸡尾酒。本来我不打算这么做，不过我后来也学会了灵活处理我的计划。计划本身还不错，不过要是每天都坚持下来就有些困难了。为了安慰我内心的不安，我决定要在旅途中完成前言部分。您已经看到了，我写完了前言，尽管不是在这次坐火车的路上。

在那个周五乘坐高铁的路上，我的思绪偏离了我的目标。内心的压力很大，我感觉自己就像一个渺小的登山者，不过还没从停车场走出来，我就把路上的口粮都吃光了。

我的积极性降到了冰点，激情去哪里了？这种感觉是全新的体验。我需要来点激情！我拿出手机，找了一个安静的地方给我的朋友打电话，她总是能找到所有问题的答案，而且组织得特别好。我为什么不能像她一样呢？就现在，立刻。

我描述了一下自己的状况，然后思路就断了，我告诉自己："做就是了！"然后就安静了。说是"做就是了"，其实根本没这么简单，我该怎么办？我怎么能突然找回自己的积极性？我又回到车厢里，坐到我的位子上，周围还是有油腻午餐的味道。我抓狂了！根本停不下来。

怎么理解积极性？

对美国神经心理学家埃里克·坎德尔来说，积极性就是"一个假设的内部状态，可以用来解释行为反应的变化"。但是这样的描述并没有在我想给自己动力的时候，给我带来什么重要帮助，反而是更简单的描述给我的帮助更大。积极性就是做好努力实现自己所希冀目标的准备！为了形成这种态度，我们不仅需要一个目标，还需要一个动机。能看得到的鼓励最重要，这样才能调动自己的能量来实现目标。

积极性可能是"内生"和"外生"的本能。您一定能从自己的纳税申报表上了解这样的区分。您有完成申报表的积极性，原则上这是外生的，因为这是自己的义务。而内生说的是如果可以给您带来或者更现实地说如果能获得退税，这样才有积极性。为了这个当前目标您会把表格尽可能赶在提交日期前就交上。您看到了：内生积极性更有效！

这样我们就回到了我一开始提出的问题：我现在该怎么给自己加把劲？我知道自己的目标，我只是需要更多地关注自己的动机。但是我们到底该怎么理解自己的愿望和动机呢？该怎么找到它们？

它们首先出现在我们的视觉记忆里。黑猩猩拿着小棍子捅蚁巢是为了享受粘在上面的美味昆虫，它在搜寻的时候眼前也有形象的目标，我们也没什么不同！我们经常还可以通过感情来强化我们的愿景。但是相对于猴子来说，在谈到积极性这个问题时，我们有无与伦比的优势，因为猴子只能大约规划20分钟以内的事。例如，如果在较长的一段时间内只给猴子每天喂一次食物，它们会把肚子填饱，直到吃不下去，但是却想不到备下一些食物。没有吃完的剩饭甚至变成了它们的玩具，被小猴子们扔来扔去。

尽管我们看得更远，猴子的这种行为还是能给我们启发，尤其是涉及满足我们的短期愿望时。我们宁愿看侦探片，也不想去收拾厨房。宁愿在沙发上靠几块曲奇打发一晚上的时间，也不想去健身房。在积极性这个问题上，牵扯的不仅是我们所做的事情，还包括我们想让自己成为什么样子。因为我们的回报系统倾向于立刻得到奖励，而不是等待。哪怕我们理性对曲奇说"不"，一般也是我们的回报回路获胜，它会立刻通过舒服的感觉让我们感到幸福。

为什么我们所做的事情经常刚好不是本来想做的？

"积极性"这个概念来自拉丁语的"movere"，意思是"移动"或者"推动"。也就是说，如果我们有了积极性，我们就上路了，动机会推动我们前进。但是我们根本没法想象，例如我们只想拿一支圆珠笔，而大脑里所有的部分都动员起来会是什么样儿。光是用手去抓这个动作，都是由我们大脑的感觉和运动系统与我们的动员系统共同协作完成的一项艰巨的任务。是不是因为能量消耗太大，所以我们才感觉要动员自己做什么事情这么难？还是我们的意志力和自制力不够强，妨碍了我们前进？

我们很多人都觉得，只要自己想，就可以从这一秒到下一秒立刻变得不一样，很大程度上改变甚至完全改变连续几小时上网或者爱吃甜食、喝咖啡或者喝酒的习惯。但是我们真的能做到吗？如果我们又和朋友舒服地坐在一起，然后其他所有人手里都拿着一杯红酒，眼前放着提拉米苏或者嘴里叼着一根烟，我们还能坚持自己原来美好的决心吗？我们重新变得脆弱的原因，可能在于人类自己无法正确地估计情况。在我们下决心改变自己的那一刻，我们的理性根本没法衡量实际上的诱惑力会有多大，遇到下一次机会我们又会放纵自己的胃。如果出现这种情况，我们冷静的头脑就消失了，一般来说也是因为我们没有抵制诱惑的足够强大的自制力。我们也可能会有积极性，但是没有自制力和强大的意愿，哪怕最高的积极性也没用。

所以我们一开始就要在脑子里把经常会出现的不同情况形象地过一遍，看自己该如何抵制诱惑，这样可以在现实中相应地有所准备。所以我认为，您不能简单地只靠想象，您可以把这一幕画出来，就像在电影里一样：您拒绝办公室同事送的生日蛋糕，甚至可以像玛琳·黛德丽和莱昂纳多·迪卡普里奥一样，微笑着，不过一定要用稍微有些自鸣得意的手势。或者您可以把蛋糕想象成装在相框里的图片，所以不是真实的。因为这样就可以改变您对蛋糕的感情，至少稍微改变一点。

另外，我们个人的积极性和自信有多强大取决于我们生活中所取得的经验，心理学上称之为"归因"。这体现了我们解释和判断周围的事件和世界的方式。

在本意开始时介绍的经历中，如果我在火车上那种不太积极的情况下想到："我根本写不下去，还不如干点别的，我没法按时完成，我没法改变现状。"在这种情况下我的内心"稳定"地思考了现在的处境。内心是在为我自己的行为或者自己的错误寻找理由；"稳定"，是因为我感觉没法从根本上改变现状。您注意到，这时候"稳定"这个概念没有积极含义，这种态度的典型形式也称为"习得性无助"。

但是如果我们通过已有的经验相信可以积极地改变现状，那就出现了"外在"和"不稳定"的归因。我不仅从自己身上找原因，还从环境中寻找——"外在"——而且认为在任何新情况下一切又会不一样——所以"不稳定"。所以在这种情况下："好，现在正好不太顺利，可能需要我拿出一刻钟来看看窗外，然后重新开始，继续写。其实我可以做得到！"这种态度当然可以让我们更好地前进，不仅仅在我们处于情绪低谷的时候。您也要注意自己如何看待不同的情况。可能您可以这样来完善自己的归因。

认清动机，创造动力

我们设定了目标之后，剩下的就是完成任务。为了让自己行动起来，切实实现这个目标，我们需要一个动机，可以让我们行动起来，不管是内生还是外生的！它必须给我们动力，让我们积极行动。

心理学上把无数可能的动机划分成三大类，所有的动机某种意义上都藏在我们身上，只是强度不同。一方面是成绩动机。您小时候一定有这样的经历经常会有人喊："看谁第一个到达大树！"于是您就像脱了僵的小马驹立刻跑起来，可能您对这种动机情有独钟。受到成绩激励的人喜欢跟别人比结果，或者很高兴能超过自己原来的成绩或者其他人的成绩。这里也包括那些好奇心强的人，他们始终想知道新东西。受到成绩激励的人还有一个特点就是：他们会在社交网络上上传自己的跑步距离和时间，或者能从达到自己设定的标准上获得乐趣。可惜我刚好不是特别受成绩激励的类型。不过我小时候就希望过生日的时候能做游戏，游戏中只有形成团队才会取得成功。

第二类是权力动机，这里主要说的是名声和威望。如果一个人属于这种类型，就会喜欢炫富，但是同样也愿意承担责任，喜欢拥有控制力，并赢得过任何形式的奖杯。拥有奖杯可能会显得很伟大，但对我来说可惜它不是真正的动力。

第三类说的是交朋友。有人特别有亲和力，很喜欢跟人交往，也喜欢跟人们一起工作，乐于助人。对他来说被别人喜欢而且有归属感也非常重要。我就属于交友动机类型，但是现在我写书的时候这对我也没有太大帮助。

当然我们每个人都具备这3种基本动机。但是请您考虑一下，哪一种类型特别适合您。首先，您可以利用它们的特点来鼓励自己，例如挑战和成功、权力和名誉或者认可度和同事之谊。可惜这样做并不是很简单，因为我们的心里有很多不同的情绪、需求、要求，还有动机。

但是偶尔想想什么能真正带给我们快乐，当然也很有意义。这样也可以让我们发现什么可以提高我们的积极性，哪些是完全属于我们自己的动机。如果别人告诉我们需要处理这种或者那种形式的事情，或者我们从朋友那里听说，每周做运动会对我们特别有好处，我们心里虽然觉得这样很好，但是可惜这些好言相劝都没法激活我们的积极性中心，没法最终让我们行动起来。我们想自己作出决定，而不是被迫地。"您或许可以……"要比"您必须……"听起来更积极，哪怕说的是很好的话题，例如使用牙线。我们有时候倾向于反对强加给我们的东西，我们喜欢遵循"自己的"动机。所以我们找到自己的动机并且问自己，"为什么"我们早做这件事或者要改变自己的时候，才能真正找到做事的积极性。一种经过科学验证的这样做的技巧叫"即时影响"，我为您测试了一下。

自我测试：首先，这种方法需要6步，可以在一个人的积极性降到冰点的时候给人继续前进的动力。

第1步是问自己或者别人，到底"为什么"一个人要改变现在的行为。好吧，我对这个问题的回答是：现在我想提高自己的积极性，好写完关于积极性的这一章，然后我就可以马上开始写下一章，最后才能给出版社交稿。

第2步是，问自己"按照等级1 ~ 10，准备改变自己的意愿有多强烈"。这里的1代表"根本没准备好"，10为"完全准备好"。

我自动选择了 7。

然后我问自己第 3 个问题，为什么不选择一个小一点的数字，得到的回答是："因为我本来就很喜欢写东西。"另外，如果选择了 1，就必须自问需要做什么才能至少让 1 变成 2。

我想通过第 4 步弄清楚，如果我改变了自己会取得哪些积极的成果，这点我很清楚：我会写完这一章，重新找回轻松的感觉，我可以想象到这幅画面。

第 5 步是问自己为什么这样的成果对一个人如此重要：我想写一本书，让读者了解自己的大脑，可以更好地跟它相处，而且在几个方面真得变聪明。我想说的就是您，我亲爱的读者！

最后一步是我应该最终想明白，要想真的实现自己的目标，我下一步需要做什么。我知道答案：写书！现在就开始！

不管怎样，这 6 步都很好，可以在我们的积极性降到冰点的时候真正给我们带来动力，而且不仅仅是这样，这些问题也对那些我们想要落到实处的计划普遍有效。我坐在火车上的时候，可惜还不知道这个方法。但是现在，重新回到家里，坐在我的书桌前，我真的找到了动力，我就好像勤劳的小蜜蜂一样继续工作着。

说到积极性，我们在心理上还有其他特点可以为自己所用。因为如果我们不同的感知、念头、态度或者意图彼此不协调，大脑就会出现所谓的"认知失调"。社会心理学家莱昂·费斯廷格早在 1957 年就提出了这种理论。

假设有这样的时刻，我没有兴趣写这一章，然后我就很简单地告诉自己："我想写完这本书。"如果我大声地说出这句话，我努力追求和谐的大脑就会发现，有些东西不太匹配，而且会尝试解决冲突，方式就是比如让自己真的开始写这一章的内容。如果我告诉朋友，为什么她现在应该继续做现在的项目，也同样会给我带来好处。因为如果我跟别人解释，也会给我带来灵感。

所以您必须把您的愿望大声地反复说出来或者写下来，然后您的大脑就会经常动员自己，因为它始终在努力让我们的言行一致。

但是有时候我们就是没办法短时间内动员自己。在某个这样的时刻，您可以试着发挥自己的想象力，幻想一种动力、一个目标或者一个具体的情况，可以将它们跟您的积极感觉联系起来。您可以把自己的很多情绪整合到这幅图像里，然后用最丰富的色彩画出来。您的积极性不管是建立在成功、名誉还是认可度的基础上都无所谓。例如，您可以想象着同事下次开会的时候会表扬您，因为您解决问题的方式很有创造力。通过眼前的这些画面，您又会充满激情或者好奇地回到您的工作上。因为这些感觉会引起神经递质多巴胺的分泌，在对真正幸福感的预期中，哪怕是无聊的任务您也会很快完成！好吧，有时候我们需要很多幻想。不过也许有时候把魔鬼画到墙上也会对您有所帮助，您看到了自己的不利处境，一份订单泡汤了，因为您没有及时完成一项重要的任务。这里也可以夸张一点！这样您的压力就会少一些，您的肾上腺激素水平会上升，可以让您动起来。如果您需要一点动力，就使用这种方法；很简单，但是效果却很显著。

约翰·佩里也发现了一个可以让我们走出积极性低谷的办法。您在晚上就按照如下所示制定第二天的任务清单。

1. 不按下（闹钟上的）"打盹按钮"！

2.　不要再翻身了！

3.　立刻起床！

4.　把锅里煮早餐的水放到炉子上！

5.　煮咖啡！

这样您就可以在第二天的一早喝第一口咖啡之前就从清单上以这样的感觉划掉5点："您原来这么成功，效率这么高！"这听起来很蠢，但是却很管用，也特别适用于一周的开始！

这一切听起来很简单吧！现在我们只需要坚持下去，对吗？

意志力和自制力会怎么塑造我们一天的生活？

就我们的愿望而言，我们都想成为世界冠军，主要是在涉及我们当前想得到的东西和需求上。那什么是意志力和自制力呢？

研究显示，我们的自制力，尤其是意愿，不仅在极端情况下会起作用，而且我们每天都在持续使用。在一次测试中，我们给受试者配备了蜂鸣器，每天会随即响7次。他们必须在蜂鸣器响起的时候说一下，自己这时候是不是有想要得到什么东西的愿望。您怎么想？一半的蜂鸣器拥有者真的有这种愿望，另外的1/4刚好在之前几分钟里面感觉到自己的愿望。尽管如此，大多数被提问者却说不会遵循自己的愿望采取行动。

这种测试让我感到很好奇，因此我也拿出一天待在办公室的时间来尝试了一下。结果是致命的。可惜正相反，我在这一天里面没有抵制自己的什么需要。每次我的蜂鸣器，也就是手机闹铃响起的时候，我刚好在喝咖啡、读报纸的文章或者给朋友打电话。很明显我们平均每天要花

4小时来抵制需求和诱惑。好吧，我听起来很明显不属于平均水平，但是意识到自己的问题应该是变得更好的第一步。您怎么认为的，在您身上是什么样的？您也可以尝试一次！很简单地把闹铃随便定一个时间，每天多定几次。

我们的自制力看起来是先天和后天因素的混合体，因为实际上小孩子们在这种能力上就已经表现得完全不同。好消息是：我们也可以训练自己的自制力！不过美国心理学家沃尔特·米歇尔著名的棉花糖试验中的4～6岁的参与者没有时间来训练。他们被直接扔到"冷水"里，也就是面对一块棉花糖。也许您听说过这项研究。为了获知小孩子们可以在多大程度上训练自制力，延迟满足自己的需要，所以让他们单独待在一个房间里，都给一块棉花糖，就放在他们面前桌子上的小盘子里。测试开始之前他们被告知，可以按铃并且吃掉棉花糖；或者先不吃，等着有人回到屋子里然后作为奖励再给他们一块棉花糖。有几个孩子根本就没怎么待在屋子里，因为他们早就把糖吃掉了；其他孩子等了一小会儿，然后把糖吃掉了。耐心等待第二块棉花糖的孩子们想出了完全不同的转移注意力的方式来打发时间。他们有的闭上眼，有的认真观察房间，有的把玩了一阵手里的棉花糖，最多坚持了15分钟。

本来试验就这样结束了，但是沃尔特·米歇尔的女儿偶然间回到他1970年做试验的那所学校，跟他讲了自己的同学，这时候沃尔特·米歇尔又想起了这次试验。所以他想到一个主意，将当时参加试验的孩子们现在的学校成绩跟当时的结果进行比较，事实证明这两者有惊人的相关性：当时为了拿到第二块棉花糖而表现出强大自制力的孩子在学校的成绩好得多，而且更受同学欢迎。其他的研究也明确地证明了自制力和职业生涯之间的关系。拥有自制力的孩子以后会生活得更健康，而且往往收入更高；而没有耐心的孩子则经常辍学或者甚至会犯法。所以要想以后更有自制力，必须趁早训练。

　　您也可以尝试一下，下次去超市买东西的时候记得买一包棉花糖，回家测试一下小家伙们。不过不要担心，沃尔特·米歇尔自己也在一次采访时说："我们的生活里不光有自制力，我们还要了解什么时候能让自己放纵一下。如果自制力太强，也就是总是在等第二块棉花糖，那样的生活并不是真正的生活。"

疲劳的意志

　　在一次不仅名字很好听，也取得了令人印象深刻的结果的试验中，成年人的意志力被放到了显微镜下，这次测试也就是美国社会心理学家罗伊·鲍迈斯特的"小红萝卜试验"。所有的受试者被要求饿着肚子参加试验。他们来到一间散发着食物香味的房间，里面有 3 个碟子，其中一个装满了饼干，第二个是巧克力，第三个放着小红萝卜。他们被分成了两组，其中一组可以把 3 个碟子中的东西都吃掉，而第二个小组只允许吃小红萝卜。就像在棉花糖试验里面那样，小红萝卜小组的受试者付出了很多的努力才抵挡住美味饼干和巧克力的诱惑。但是没人从禁止食用的碟子里拿东西吃。接着受试者必须做很难解开的逻辑难题。当然他们不知道这些题目很难，而是认为是在参加智力测试。然后您可以猜一下发生了什么！第一组花了大约 20 分钟就揭开了这些题目。而那些运用了巨大的纪律性来抗拒饼干诱惑的受试者怎么样？他们大约 8 分钟就放弃了！

我们从这个小红萝卜试验中认识到，如果我们压抑自己的意愿或者食欲，我们的意志力绝对会被削弱。这种行为也得到了其他试验的证实。基本上我们也可以从自身经验上认识到这一点。在办公室里我们一整天都在控制自己不从自动售卖机上买零食，而且晚上我们拖着疲惫的身躯回到家里的时候，如果想到柜子里的巧克力就会充满欲望。最后我们没法坚持下去了，犹豫了一下就把巧克力放到了嘴里。

另外就像在其他试验中证实的那样，我们的意志力也会因为情绪受压抑而降低。在第2章里提到的关于我们想法的著名白熊试验中，受试者必须长时间压抑自己，这里也显示出其他效益。受试者在特定时间内不允许想到白熊，然后研究人员给他们看了一集喜剧表演"周六夜现场"，这时候受试者几乎无法控制自己的情绪，他们吊儿郎当，嬉笑打闹，至少咯咯地笑。

这种意志力削弱的现象被罗伊·鲍迈斯特称为——跟弗洛伊德的自我接近——"自我疲劳"或者"自我消耗"。后来这个概念成为社会心理学认可的用来解释不同行为方式的工具。在自我疲劳状态下我们不仅很快就放弃，而且我们的成绩也会变差。因为前额叶同样累了，再也无法如此简单地注意到错误了。

可惜没有明确的证据显示我们的自制力没有刚好处在最佳状态，所以自我疲劳时不是跟同事讨论一个项目细节的好时候，因为这时候跟同事的关系刚好处于紧张状态。这种状态的唯一迹象就是我们对于所有的一切都更感情用事：如果有什么事让我们心烦，我们会特别烦躁；高兴的时候我们会得意忘形；凉水感觉更凉；如果吃了一块巧克力或者奶酪蛋糕，就很有欲望再吃一块。我们的欲望会更强，同时意志力在减弱——不是很好的组合！

我们的意志力削弱了，但是可以训练它吗？

我们现在知道，我们的能量，也包括我们真实可测的意志力不是取之不尽的。因为面对一天烦琐的任务它要根据需要减负：不管是放弃一块巧克力，不告诉同事最新的八卦消息，还是不让自己因为上网分心，而是要继续做完当前的工作，尽管根本没有兴趣去做。可惜放弃这样平凡的行动，削弱的不仅是我们的意志力，可以证明，还包括我们控制自己感觉、想法和行动的能力。

所幸我们可以通过强烈的外生动力，例如最后期限或者其他正当理由轻松地取代这种自我疲劳，让我们重新找回最佳状态。如果有什么事情能给您带来乐趣，也就是内生动力充足的时候，效果是完全一样的。这时候我们不需要太强大的意志力就可以让自己甚至连续几小时都精神高度集中地做事。成功的小提琴演奏家茱莉亚·菲舍尔也在一次采访中提到这一点："我11岁的时候参加了梅纽因比赛，我在准备过程中每天都练习5～6小时，但是从来没感觉到太乏味，不需要任何人提醒我把小提琴拿在手里。"

除此之外：真正的好处是，意志力在一定程度上是可以培养的！试试吧！

自我测试：我花了两个星期的时间来尝试不断地做其他的事情，而不是做我该做的。首先我计划坐在桌子旁边的时候要直起腰，而不是跟原来一样像个问号。这一点也不简单，必须时刻想着，也很累人，但是过了几天之后就感觉轻松多了。

还包括每次记得用不熟练的手拿茶杯、玻璃杯或者笔，一开始也不是那么容易。必须时刻牢记，反复尝试。

我只能说：万事开头难，只要不是那么令人沮丧。但是尝试其他事情确实是一个稍微培养一些自制力和意志力的好办法。您自己可以尝试一下，在两个星期的时间里做点什么别的事情。它告诉我们，我们实际上可以改变旧模式。您现在知道，为什么仅靠一个小的自律行为方式就可以提高自制力了。

　　您是不是想从根本上增强自己的意志力和自制力，想继续练习？您应该让自己专注于您想改变自己行为的唯一一个学科领域，大体上在准时性、饮食或者培训等方面。两位澳大利亚心理学家梅根·奥阿滕和肯·程在对有针对性的意志力训练的影响力的研究中取得了令人惊讶的结果。在持续数月的试验中，受试者可以选择在健身、学习和财政这3个领域作出改变。他们根据所选的领域划分成不同的小组，以小组为单位跟科学家们一起制订长期目标和计划，然后将它们分成小的实现步骤。另外所有的受试者都要写日记，记录自己每天的经历和结果。当然，科学家认为所有受试者的观察和控制力都不重要。首先在测试意志力的持久性试验中，这些人的意志力得到了提高。

　　不过令人惊讶的是，受试者不仅在自己选择的学科领域里获得了提高，他们还自动具备了在其他领域里表现得更有自制力的能力：更精细地花钱，吃得更健康，整体上更有秩序，普遍更注意自己的自制力。

　　这确实是个好消息：想要训练提高自己的意志力，只需要专注于一个领域。如果做到就赢了，因为新的自律行为会影响所有其他生活领域。尽管我们必须压抑的每日需求会削弱我们的意志力，但是如果我们有意识地注意训练，也可以在所有领域得到增强。这就是说，如果我们的行为变成常规，越来越多的程序就会自动运行，会让大脑节省很多能量：我们可以在较少压力的情况下高效地完成工作，而且还有能量储备来享受夜晚的时光。

让积极性杀手从生活中消失！

让我在坐火车去柏林的旅途中陷入积极性黑洞，暂时怀疑我完成项目激情的原因还有一个：就是我糟糕的技术设备。我的笔记本电脑十分老旧，老是死机。我最终买了一个新笔记本电脑，这时候我的积极性明显提高了，至少是暂时的。因为这个电脑没有安装我惯用的文字处理程序！所以我有两周的时间用了一个替代程序应付了事，令我吃惊的是我没有继续写作。只有在我安装了我信得过的程序之后，我才真正开始了自己的工作。如果可以，不要忍受临时措施！每个项目都有自己的积极性杀手，可能是缺乏信息或者就是一双不舒服的跑鞋。

做点事来训练您的纪律性，首先这比维持原状简单得多。

通过写这本书，我后来不仅改善了自己的时间管理方式，而且还有我的自制力。但是我发现了另外一个问题：我还是浪费了很多时间，因为我经常没办法作出决断。这就让我想到一个问题：我们的大脑到底是如何作出决定的？

本章要点

- 没有人能始终保持自己的积极性。

- 大量不同的动机可以分成3类：成绩、权力和交友动机。

- 如果压制需要，意志力就会减弱，一整天都是这样。

- 意志力和自制力是可以培养的。

- 如果想获得动力，我们的视觉记忆扮演着重要的角色。

- 其间想想自己也很重要，这样大脑可以获得重要的放松时间。

这样做会让您变得更聪明

- 这次是一幅提高积极性的"路线图"。

1. 把您的目标具体化。

2. 把目标分成阶段，考虑一下您的动机。

3. 为每个阶段想出一个可以让您感觉到幸福的奖励。

4. 用合适的话或者图片总结您的目标，然后记在便条纸上。

5. 把这些图片或者便条纸放到房间的很多地方，然后每周都改变您这些积极性助手的位置。

6. 确定什么时候训练什么。

7. 找到令您舒服的战友。

8. 为了提高控制力，让您周围的人也参与进来，并告知他们。

9. 写日记或者每日任务清单。

10. 完成每一阶段的目标之后都要奖励自己。

第9章
我该不该这样做？
——如何作决定

"立刻作出错误决定毕竟能节省时间。"

赫尔马·纳赫尔，数学家

我真的应该做吗，还是就这样？

2010年一个温暖的夏夜里，我坐在柏林最好朋友家的阳台。我们面前的桌子布置得非常美妙，放满了开胃菜、奶酪和葡萄酒，连小盐瓶也很应景。坐在窗台上的面包篮旁边我感觉很舒服。柏林的很多大街上都种满了树，树叶在我们身边簌簌作响；对面的一家商店里有几位工匠在忙碌，从上面只能看到倚在房子外墙上的白色旧梯子。

这时候我作了一个决定，是我突然想到的，就是这样。我依然记得清清楚楚，过了几分钟之后我跟朋友解释，两个星期之后在一家音乐学校有一次试演，我刚刚决定要去参加。我的朋友无法掩饰自己的惊讶，因为我在几个月前还没法想象自己要去参加试演。她之前只在车里听过我唱歌，根本想不到我会去参加。本来我就想知道自己最后能不能去上舞蹈或者表演学校，所以这一晚我决定真的动身去汉堡。万一能成呢。还真成了！虽然我还不是太会唱歌，但是培训不可思议地给我带来了很多乐趣，整场闹剧一年之后又变成了过眼云烟，因为后来我又接到了很多项目。

我确实只能很辛苦地作个决定。在网上根据座位表买演唱会门票的时候，我至少需要20分钟来选出两个座位。为什么我在作出有时候根本不太重要的决定时，例如午餐的菜肴里加不加香菜，要花这么长时间，而在作出其他很重要的决定时我很快就知道自己想要什么？因为我的直觉告诉了我。我的直觉总是对的吗？而我想快点买张门票的时候，这种感觉到底去哪儿了？

我们的基本可行方案

亚里士多德认为人是天生理性的动物，特别是在自己的思考和语言能力上。那么我具有理性思考的天赋，我能理性地作出抉择。但不管怎样，对我来说实际情况根本不是这样的。我的理性和感觉经常意见不统一。我准备参加音乐剧培训的决定根本就不理性，但感觉好像很正确。

有时候我们会觉得好像自己根本没有选择什么，因为我们的职业、家庭和外部环境都有特定的运行轨迹，有自己约定俗成的套路。

哲学家莱因哈德·斯普林格在他的《决定权在你！》一书中，一开始就说到了这一点。他说，在理论上我们任何时候都可以脱离自己的生活。您可以现在就把这本书抛在脑后，立刻买一张西伯利亚大铁路的车票，订一张飞往墨西哥的机票，或者决定到南极的企鹅配种站工作两年。

当然作出这些决定并不是这么简单，因为您有自己的家庭，却没有足够的钱，对，还有稳定的工作。但是，如果这些是您内心真正的愿望，如果您真的想要这样做，还是可以实现的。反过来也可以说，您现在的生活很大程度上也是您的选择。理论上我们是自由的，可以决定我们想要的生活，随时都可以。

　　基本上我们都有惊人的选择自由，只是我们经常不使用它。我们每天都可以自由选择，但是却让自己循规蹈矩。这样无可厚非，因为这样确实让我们的生活更轻松。我们每天早上都吃相同的麦片，或者总是生同一个同事的气。我们决定走相同的路去上班，同一时间喝咖啡，吃相同的沙拉或者同一种速冻比萨。但是我们应该反复提醒自己，我们随时可以通过自己的决定改变生活。那么我们现在到底是如何作出所有这些决定的？

我们只能在有选择的时候才作出决定

　　我们作出的所有决定都建立在自己经验的基础上，以自己的价值观和目标为指导。我们的经验越丰富、目标越清晰、越有意识，我们的大脑越会更好地根据我们的价值观和目标作出决定。所以任何情况下我们都要有意识地理清自己的价值观和目标，然后在怀疑中就能更容易地找到方向。

　　为了能作出决定，必须至少拥有两种方案或者类别，可以让人们在其中作出选择。连单细胞生物都知道这一点。为了形成自己的类别，它会稍微运动一下，然后问自己：现在感觉好点还是坏点了？为了作出评判，它需要外部和内部信息——从周围环境和自身——跟我们完全一样。

　　我们的大脑每天都至少需要作出20000个决定。美国杜克大学（位于德汉姆）的一项研究显示，40%的决定建立在习惯、而不是有意识的选择过程的基础上。我们是如何作出如此多的决定的（幸亏不是所有的决定都是有意识作出的）？

很简单：我们的大脑大约每过3秒钟就想知道世界上有什么新东西，所以它最晚会在大约3秒钟之后按下"更新"按钮，不停地检测是不是有什么跟自己相关的新信息，值不值得把自己的注意力放到这上面。我们自动拥有的这个很小的时间窗口，就是我们感知、加工信息，还有我们作出决定的操作空间。恩斯特·波佩尔将其称为我们的"时间窗口"或者"现在舞台"，让我们能很直观地了解它的功能。我们可以在最短的时间内把自己的感官印象整合成一个整体，或者用语言来总结一个想法。即使是情绪反应，比如握手，在这个很短的时间框架内也被认为是舒适的。如果有人在表示欢迎的时候没有伸出手，哪怕旁观者都会觉得有些令人不解。

这个时间窗口不断地给我们呈现此时此地的场景，特别是在我们每天所作的成千上万的选择中扮演了重要角色。我们不用3秒钟就能判断自己喜不喜欢一个人，或者一个电视节目是不是值得看，是否要换台。这个时间窗口对我们来说非常重要，但是这样一个决策程序到底是怎么运转的？

番外篇：谁能想到？——我们的预备潜能！

神经生理学家本杰明·利贝特早在20世纪80年代初就发布了他的著名试验，例如，让被测试者自己决定，在几分钟的特定时间内何时用手指按下一个按钮。他们需要借助墙上的钟型旋转指针准确地记住自己有意识地作出按钮动作的时间点。因为这项决定首先要传导给相应的肌肉群，所以在按下按钮这个动作之前一定就已经决定了。

利贝特想通过自己的试验证明，我们先作出决定，然后或者至少同时在头脑里调动起预备潜能，让我们动手按按钮。

他的试验显示，在我们自己有意识地决定采取行动之前，预备潜能会在大脑中出现几乎半秒钟。利贝特解释了这一认识，这项活动不会必然导致行动，因为我们还可以有意识地否决自己的决定。现在我们知道，大脑里的这种预备潜能会准备好行动的所有程序，因此它跟决定是否行动没有关系。不过我们还是来仔细看一下自己是如何作出决定的。

我们作决定的时候大脑里面发生了什么？

为了探索作出决定的过程，恩斯特·波佩尔介绍了一个"5层模型"，不同层之间会相互作用，也就是会产生自下而上或者自上而下的进程。基本上要作出决定先要进行神经动员，准备好相关信息，这是模型中最下面的一层，也就是我们前面所说的预备潜能。我们通过前文已经了解到，许多决定都是在无意识中作出的，例如在自动化的程序中，像在危险情况下开车或者骑车时反应灵敏的刹车。这些决定是在第二个较高层次上作出的，也就是"时间窗口层"，这里会询问我们的主观存在。再高一层，也就是第三层，是"操作层"，它控制我们习得的能力。例如骑车，我们不再需要有意识地思考踩踏板或者红灯停，我们的大脑基本上可以自己搞定。反正大多情况下是这样的。这个操作层又跟更高一层相连接，即所谓的"战术层"。我们作出决定之后，还需要灵活性和开放性，这样可以让决定付诸行动。如果我今天去上瑜伽课的路上想去趟超市，我自然会另外决定稍微早点出发。反正大多数情况下是这样的。这样我们就又回到了我们的意识，即"战略层面"。今天骑自行车去上瑜伽课是一个完全有意识作出的决定：我定义了一个战略目标。为了让这一层上的一切都实现，我们需要功能良好的操作层，因为如果骑自行车的过程中出了问题，瑜伽课也就泡汤了，因为我会迟到。

我们经常不断作出很多决定，它们也是以价值判断为导向的，也就是要么骑自行车，这样环保；要么开车，这样更快。如您所见，很多层都会参与到决策中来。这些不同的层相互依存，不管是从上到下还是从下到上，而且可能有时候会从右向左。

形象化的5层模型：我们再次回到水族箱。我希望现在没有对您的想象力提出太高的要求，但是我想让您陪我到我们水族箱中的鱼餐厅看一下。不，不要理解错了：是鱼儿在管理，更多服务的是像浮游生物和藻类这样的生物。为了让顾客始终感到满意，我们的鱼儿想出了一套合作体系。一条强壮的小鱼始终准备好把所有佐料及时从仓库拿到厨房里，它也负责让计算机保持运行。它代表了最底层：预备潜能。因为餐厅还提供送货服务，所以有一条经验丰富的鱼儿坐在办公室的计算机前面，大约每过3秒钟就检查一下是不是有新订单，而且在订单上给厨师写下如何最好地将工作流程结合起来的建议，这样厨师的工作效率就会提高。这条鱼象征着时间窗口层。餐厅的厨房里当然有一个操作层：饭是在这里做的。这些都是自动化流程，

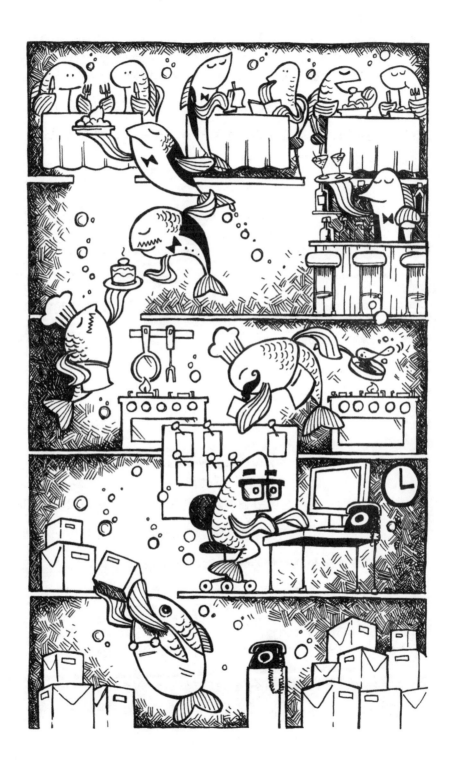

因为鱼厨师都是专家。餐厅的服务员负责战术层，它们必须决定如何，以及什么时候接受顾客的订单，何时——尽可能同时——招待客人。当然我们还有客人，它们有意识地作出了战略晚餐的决策，也就是吃啥。所有的鱼儿携手工作，或者更恰当地说携鳍工作。

我们的大脑就像是一台巨大的、随时待命的决策仪器，通过在经验基础上作出简单决策减轻了我们的负担，而不需要我们再去有意识地处理早就回答过的问题，这样就可以省去我们大量多余的思考。在重要的问题上我们的大脑更喜欢听到不同意见，就会接通我们的意识——就像在真实生活里：如果情况太复杂，我们就需要其他建议。在有意识的决策中相关的系统会启动。我们现在看一下，有谁会参与我们的决策。

我们的知识和经验参与进来

在大脑研究中一般都会区分显性和隐性知识。显性知识代表我们的实际知识，也即一切可以用文字和符号表示的知识。显性知识归左脑负责，比如我们列举16个联邦州的时候就会表现出来。

隐性知识就难理解了，它们是我们无法直接意识到的知识。我们可以把乒乓球打回去，但是却不知道每一步该怎么做。另外还有我们的直觉，我们自发行动并且能把事情做对，但是我们根本无法详细解释自己到底是怎么做的，为什么要这么做。我们的直觉是根据我们很多年的经验和对经验的加工得来的。海德堡大学的心理学家科妮莉亚·贝奇这样解释，这时候我们内心的声音要"追溯到我们全部的经验宝库，其中有供我们随时取用的所有的反应模式、预测和知识——不需要什么思考"。所以我们可以特别信任自己的直觉，因为我们已经在某个特定领域里积累了很多经验，例如国际象棋。

现代大脑研究也会提到第三种知识形式："图像"知识，它可以跟右脑联系起来。因为我在记忆大赛中本来就主要靠图像记忆所有的信息，所以根据我的经验，这3个层次也很有意义，因为它们都参与了调动我的回忆。例如我们可以通过这些图像知识回忆起贝拉克·奥巴马在勃兰登堡门旁边因为天气炎热脱掉夹克的情景。我们的隐性知识知道如何脱掉夹克，而显性知识知道这是发生在2013年6月9日的事情，而且很可能奥巴马这样做，仅仅是为了掩盖由于屏幕故障而没有显示出他演讲稿的窘迫。

我们应该在作决定的时候有意识地利用所有这3种知识层次，而此时我们的生活经验当然有特别重要的意义。这一点在比如标准化的飞行员测试中显露无疑：这时候年长飞行员的成绩和处理紧急状况的能力，比拥有基本相同飞行小时数的年轻飞行员平均都要高一些。

理性的问题解决策略

如果我面临选择，我所做的第一件事经常是进行逻辑权衡：基于当前信息，哪个选项对我来说最好？但是我真的能做到纯粹理性的思考吗？作决定是一个千古难题，所以庆幸的是，我不是第一个吃螃蟹的人。我们就来看一下，理性主义的奠基人和启蒙运动最重要的先驱勒内·笛卡儿（1568—1650年）所作的思考和对这个问题作出的贡献。

他在《方法论》的第二部分给我们提供了4条法则，我在这里简单总结为：一方面我们的大脑喜欢清晰，所以我们应该把一个问题尽可能地说得清楚明白——而且尽可能少掺入自己的偏见，要做到这一点并不简单，因为我们已经受到自己思维模式的强烈影响。所以对于自己没有亲自体验过的事情我们都不要认为是真的。另外，笛卡儿建议我们，首先从细节上看问题，不要失去对它与整体的联系的看法。第三点，要从简到繁，这时候隐性知识经常会帮到我们。最后我们应该重新把问题看成一个整体，也就是有一个完整的概念。但是笛卡儿是不是忘了什么最关键的东西？

反复出现的情绪和感觉！

我们的情绪会在多大程度上影响我们的理性，进而影响我们的决策，这个问题自从中世纪以来就是一个重大的哲学题目。而勒内·笛卡儿在17世纪就认为，我们的感觉会损害理性和真正的认知可能性；苏格兰哲学家和经济学家大卫·休谟（1711—1776年）认为："理性是激情的奴隶，而且应该是。"在过去几百年里，理性重新战胜了感性，并且制约感性。但是我们已经在第2章里看到，今天我们知道，没有感觉就没有思想。例如情绪也会帮助我们决定一个观点站在支持和反对列表的哪一边。如果大脑中的感觉中枢受损，一个人就很难或者根本没法作出决定。

情绪和感觉之间到底有没有区别，或者说在日常生活中我们是否应该把这两个概念看作同义词？葡萄牙神经学家安东尼奥·达马西奥把它们描述成两个紧密相关的循环过程，但是可以很好地区分开。情绪说的是高度复杂，在很大程度上自动化的行动方案，是在进化过程中形成的，主要在体内发挥作用。我们对情绪如恐惧或者愤怒作出反应的方式就是我们脉搏、姿势或者还有面部表情的变化。

而我们的感觉就像是我们在看电影时的经历：感觉就是对我们情绪的主观感受。后来我们甚至可以测量情绪和感觉出现的时间差：几乎有500毫秒或者大约半秒钟。如果能感知到，神经元可以在瞬间"开火"，这段时间对我们的大脑来说就相当于一半的永恒。但在我们的感知里，半秒钟根本就不算太长，所以我们自己根本就不知道情绪和感觉的区别，只能把这两个概念当作同义词了。

如果我们理性地思考一个问题，前额叶皮层也会参与，它是跟我们感觉所在的位置，也就是边缘系统相连的，它在特定的情况下可以控制我们的脉搏或者情绪。最后我们还是能作出理性的抉择，神经生物学家格哈德·罗斯说"主要是因为边缘系统，而不是大脑皮层的理性系统会直接访问我们大脑那些最终会决定我们行为的系统。单纯靠理智和理性根本不起作用"。我们可以把感觉和理智称为最好的朋友，它们都不占据统治地位，因为它们主要通过共同协作产生作用。

情绪化的决定是如何产生的？

不管我们着手还是放弃某事，我们的情绪和感觉都会帮我们作出决定。这些决定是通过大脑区域，首先是被大脑皮层包裹的边缘系统的多个大脑区域的相互作用而作出的，这些区域包括杏仁核和海马体、前额皮层、脑岛，还有扣带回。

即使我们觉得自己的行为好像只能是理性的，感觉有时候也会让我们在潜意识里就倾向于某一个方向。如果在奖励制度中我们可以让自己的愿望更清晰，比如一定要得到这台大尺寸的新款智能LED平板3D超高清电视，我们的理性当然会参与进来，我们才会看一眼价签。现在可能在疼痛区域——脑岛中刚好出现痛感，我们可以让备受期待的新电视可能带给我们的奖励来把它平衡掉。但是如果能跟事实情况保持一定的距离，实际上可能会对有意识的决策有所帮助，这样我们也可以理性地权衡、评价和选择，也就是"睡一觉想想"。虽然我们无法撼动自己的感觉，但是我们可以通过了解来有意识地利用它们。

因为我们不仅会有恐惧，也会注意到恐惧在逐渐向我们袭来。我们不仅会生气，还可以同时感受到怒气。我们可以观察自己，并对自己的情绪作出反应，甚至可以最终命名它们，这样就可以重新评判一种情况，可以让我们变得不太害怕或者不太生气。暂时有意识地这样做可以帮助自己把负面情绪放到一边，也包括决定。这些负面情绪有时候也会防止我们犯愚蠢的错误，因为它们提示我们可以再好好想想这件事。

看起来只有在我们的理性和感觉和谐统一的时候，我们才认为决定是好的。大脑的扫描结果刚好证实了这一点：如果我们感觉自己作出的是直观的决定，那大脑中活跃的部分主要是代表感情评价的区域。作出这些感觉积极的决定后，大脑中类似于"本我"的区域——也就是通过决定识别出自己的区域也会被激活。所以人们相比较单纯通过"理性思考"作出的决定，更相信直觉的判断。

但是怎么会产生直觉这种由大量无意识经验和感知得出的萃取物呢？它建立在我们隐性知识、经验和期望（明显有奖励制度的参与）的基础上。

奖励制度、直觉和我们的期望

我们大脑的工作原则就是将危险最小化，将奖励最大化。奖励制度在我们吃美味的猪排或者我们最爱的球队获胜的时候，负责让我们感觉到舒适，这一功能是神经科学家詹姆斯·奥尔兹和彼得·米尔纳在1954年偶然间发现的。研究人员把电极插入老鼠的大脑，很偶然的机会发现了我们今天称为"奖励制度"的大脑区域。

在大脑不停地受到电极刺激之后，这只小啮齿动物失去了对周围世界的所有兴趣，不管是异性还是食物或者水都让它感觉索然无味。它们精神萎靡地独自躲在笼子的角落里，只会对通过自己的努力撬动了杠杆表现出幸福感。如果不中断试验，那么它们过几天就会饿死。后来人们发现，这种行为是多巴胺分泌过量引起的。

我们已经知道，多巴胺是大脑中最重要的"信使"之一，是一种神经递质，参与神经细胞的脉冲传递，并对感情的调节有决定性作用。现在大家了解更多的是它著名的"幸福激素"的名称。而且如果我们根据自己的经验或者感觉无法作出决定，它也会鼓励我们找到全新的解决办法。

我们始终都在计算，哪种大脑反应最有可能取得成功。如果基本上所有的事情都跟预计的一样，一般它都会感到无聊。如果我从一家咖啡馆订了一杯咖啡，然后也拿到了，我的奖励制度会表现得相当冷静放松。因为它不需要存储和加工任何东西，所有的事情都已经知道了，都是按照常规运行的。但是偶尔也会发生一些跟之前预计的不一样的事情，甚至超越了一个已经保存的模型，我除了拿到预订的咖啡之外还得到一块试吃的松饼，然后短暂的多巴胺分泌会让我更强烈地感觉到自己受到了奖励，所以会有幸福感。大脑中产生了下列信号：注意，这条信息是新出现的，很好，甚至比预期的还要好！每一次发送这个信号都会让我们有新的经验，学到新东西。

如果保存了简单的模式，像订咖啡、取咖啡、付钱，那么相应的神经细胞就会对细微的改变高度敏感。如果发生了什么不期而遇的事情，例如，没有咖啡了，因为咖啡卖完了，那么相关的神经细胞就会突然减少自己的活动，也就是降低动作电位的频率。大脑现在就会报告预测错误，多巴胺分泌停止，人们体验到失望。也就是我们的感觉很大程度上受到预期的影响。如果没有拿到咖啡，我们的大脑当然不会报警，而是会自己感受到细小的变化或者异常，它连最小的树莓污渍都能记住。

通过识别这样的预测错误我们会了解到不统一性，我们可以从中学习，让大脑中的反应模式保持最新的状态。边缘系统的一个区域参与了这个过程，我们称之为"扣带回"。

形象化的扣带回（Gyrus cinguli）：我们下次去希腊吃美味的希腊烤肉（Gyros）的时候，一定会有新的体验。可能我们会在去那里的路上发现一个小锡（Zinn）（兵），被困在了古力盖（Gully）里。

我们可以积极地影响"更新"过程，也就是从错误中吸取"隐性"知识，它构成了直观决定的基础。"变得更好"的秘密首先就藏在有意识的加工和自我批评里，因为我们对自己经验和感觉的信任需要注意力和有意识地理解所发生的事情。但是这并不意味着每个直觉都永远是对的。我们必须对所有凭直觉作出的决定再理性地思考一下，因为我们的大脑经常在对未来事件积极或者消极影响的自发预测中失算。哈佛大学的心理学家丹尼尔·吉尔伯特发现，针对"大多数事件持享乐态度的后果比大多数人想象的都更轻微，持续时间更短"。幸运的是，如果证明预测是错的，我们刚好也善于适应新形势。

但在作出重要决定时，我们应该获取全部所需的信息。在想快速解决复杂问题的情况下，我们经常会被过量的信息淹没，因为要想考虑到所有信息，我们工作记忆的处理能力显得严重不足。这时候我们就可以相信自己的直觉，而不是理性决断。内梅亨大学的心理学家雅普·狄克斯特霍伊斯建议我们，如果我们有耐心，给我们的大脑一些时间，这时候"不去有意识地思考眼前的问题"，我们事实上可以最好地作出最复杂的决定。

如果理智和感觉得出了不同的结果，那么我们可能只有在获得新经验的时候才能作出决定，这样它们就能重新协调一致。在没有感觉的时候呢？那就扔硬币，然后注意自己这时候的反应。对结果感觉满意吗？您可以自己画出通过偶然作出的决定所得到的未来——基本上作为测试。可能您会在自己自发反应的基础上作出完全不同的决定。

形象化的积累新经验：说到水族箱，也就是那些参与到水族箱演出的鱼儿，不是简单地自己就来演出了。在观众看不到的黑暗背景中活跃着一小群鱼，它们负责确保演出期间不出意外。这些鱼儿集旁白和助理导演功能于一身，它们了解表演，也就是能预料到什么时候会发生什么，而且会把发生的事情不断地跟自己的期望进行平衡。如果出错了，它们会记住，这样下次试演就会改进。另外它们洞若观火，以应对可能发生的危险，一旦有意外它们会中断演出，把所有的灯光和注意力都集中到不期而遇的事情上。比如说一只巨大的鲸鱼意外出现，因为它很喜欢惹演出的鱼儿生气！

日常决定的力量

可能您也会注意到，在一天的辛苦工作之后头脑经常就失去了冷静，或者感觉作每一个决定都更加困难。是会出现这种情况的，因为我们的大脑作了太多的决定，累了，就跟处理了很多信息的情况一样，比如我们必须决定哪些邮件和新闻重要，哪些根本无关紧要。我们在买东西的时候也有这样的经验，有时候就是无法作决定。

葡萄糖虽然可以暂时补充我们的能量储备，但是效果不会持续太长时间。血糖水平只能暂时维持几分钟的高位，然后会迅速下降。当然，一份健康的午餐可以提供更持久的能量。也许我们应该先吃完午饭再逛街？

这些能量损失可能会导致比因为疲劳而产生的无用现状更严重的后果。纽约哥伦比亚大学的心理学家乔纳森·勒瓦弗和班固利恩大学的沙伊·丹齐格的团队甚至发现，罪犯是否能够提前释放的决定取决于法官的精神状态。在上午进行的判决中，法官会同意70%的罪犯减刑，而下午晚些时候只有10%的罪犯能被减刑，尽管他们的罪行相当。在漫长的一天工作中作出了很多决定，法官会精神疲劳，他们想避免作出其他决定或者推迟作决定。

　　在这个示例中我们可以很清楚地发现，我们必须利用有限的能量保持清醒，所以思考重要的决定要有意识地放到上午。另外美国前总统贝拉克·奥巴马也很注意节约自己的能量储备。例如他只穿灰色或者蓝色的西装，原因是："我不想选择穿什么或者吃什么，因为我要作出太多其他决定。"

快速和慢速决策者——找到黄金中点

　　作决定对大部分人或者简单的事情来说很容易：您能很快作出决定，然后就将其他的一笔勾销。而完美主义者完全不一样：例如他们想找到最好的平板电视，所以花好几个小时上网查，很辛苦地作出决定，但是却感觉不到幸福，因为最后始终有个问题，就是现在是不是选择了最好的型号。研究显示，如果我们快速作出简单的决定，不太深入思考，长期来看会让我们更满意。

　　我们从这两种极端情况认识到：在尝试着快速凭直觉作出不重要的决定！通过尝试您确实可以学习如何快速作出决定，而且在这个过程中您的决定也会更好，因为您可以从更多的经验和更大的错误储备中吸取营养或教训，这些都是您通过快速作出不重要的错误决定所积累起来的。

　　作决定根本不像看起来这么简单。但是基本上可以说：作复杂决定的时候，您在理性的权衡和分析利弊之前，首先要注意您的直觉和感觉。搜集重要的信息，但不要太多，在作出最终决策之前留一点时间，最后再听一下感觉的呼声，看看它愿不愿意一起作决定。黄金中点总是在其中某个地方。

我们也经常会忘记，我们必须独自作出所有决定，至少是最重要的决定。所以您也可以听听朋友和熟人的意见，哪怕一个3分钟的会谈也会给您带来新的灵感。有时候稍微等一下自然就能作出决定了。

人们有时候也不是想选择最好的主意，而是想从多个解决方案中选一选。这时候就需要一些创造力，好吧，还是它！

本章要点

- 参与我们决定的不仅仅是理性，还有我们的知识、经验和感觉以及奖励制度。
- 我们的经验越多，就越相信自己的直觉。但是还是应该利用自己的理性，来检查所作的决定。
- 我们的大脑总是希望通过期望来预言将要发生的事情。
- 如果您的感觉和理智在作决定的时候得出了完全不同的结果，可能您还需要一些时间。
- 有时候决定会不请自来。

这样做会让您变得更聪明

- 从理性和感性的角度来观察一个决定。
- 在作决定时有意识地注意您的直觉。

如果必须作出困难的抉择，就扔个硬币，然后观察自己对这个决定的反应。

如果想从错误中学习，就要分析错误，这样不仅仅会增强您的直觉。

试着从不同的角度看问题。

第 10 章
我有房子、猴子和马，就缺创造力和生产力

"人们可以改变世界或者改变自己。改变自己更难。"

马克·吐温

你好，我想预订个主意！

我经常面对那些创作出精彩的小说、诗歌，制作了出色的访谈节目、纪录片、电影、音乐、戏剧，以及有舞蹈天赋或者歌词创作方面很出色的人，或者就是说话聪明或者风趣的人。这时候我会怀疑自己的创造力，认为自己根本没法做到有创造力，或者只有一点创造力。

我在作关于记忆力训练报告的时候都是以一次小小的表演开始，这样我可以记住大声喊出的内容，而疯狂有趣的形象和链接刚好是我能出色地记住信息的基础。在我解释完这个小"窍门"是怎么用的之后，活动结束了，我总是能听到："哇，我永远都想不到如此疯狂、有创造力的图像。"但是我的记忆图像对我来说根本就不是跟创造力有关，而是更多地源于我数年的训练，所以我才能想出这么多疯狂的图像。后来这些罕见的形象变成了我的自动程序，习以为常了。但是如果要给书想一个有创造力的好题目，我却感到力不从心，脑袋就不转了。

一旦被思想和沉默控制了，我们该如何从这条单行道走出来？需要

有创造力的时候，我们应采取什么有效策略？是不是会在耐心地等待出现"现在如梦初醒"感觉的一刹那发出"啊哈"的一声？还是也有可以学习的技巧？我们在这一章就仔细看一下自身的创造力，以及该如何培养它。

是不是所有人都有点创造力？

我想请您为一个小场景找到解决方案。现在已经是晚上7：45了，您发现家里没有鸡蛋了，而您的客人可能马上就来了，您一定要为客人们准备蛋饼。您已经告诉大家，蛋饼体现了您的真实厨艺，您是蛋饼国王或者王后！该如何拯救自己？您可以简单地写写解决这个问题的办法。

1. _____

2. _____

3. _____

4. _____

当然这里没有所谓正确或者错误的答案，我相信您至少能想到一个办法：您马上就去买；或者给住在附近的朋友打电话，问她可不可以给您带过来，抑或问街角的餐馆有没有鸡蛋。

要想做到有创造力，需要我们的想象力、好奇心和勇气。您是不是已经想象过这幅场景？好奇心应该不会对第一个办法感到满意。我们需要采用新想法或者说要有打电话问餐馆有没有鸡蛋的勇气。

因为您一定会想到解决办法，所以不能说自己没有创造力。创造力不光是艺术家才有，我们所有人都有。就像我们天生就能思考和解决问题一样，我们也是"天生就有创造力"，这是大脑研究专家恩斯特·波佩尔说的，他甚至把这句话用作他其中一本书的名字。

尽管关于创造力主题的大脑研究还停留在小学水平，但是科学证明，我们需要两个半脑的参与来想出具有创造力的主意。我们认为右脑更有创造力，事实上它在执行有创意的任务时也表现得更活跃，但是创造性的工作需要不同区域的参与，而不总是相同的区域。创造力来自不同神经网络的相互作用。假如您拥有右脑和左脑，那您就具备了创造力所需的所有条件。您一定早就拥有创造力了，只是您可能没意识到，或者您的意志力被阻断了。

但是现在有些人看起来比其他人更有创意，或者更适合从事需要创意的职业。有创意的人与"没有创造力"的人相比最大的区别是，在生活中的某个方面就是能有创意，正如前美国心理学会主席罗伯特·斯腾伯格在他常年关于创造力、智力和生活经验的研究中所发现的那样。如果某人坚持认为自己没有创造力，那他一定是没有展开自己的创造潜力。

就职于斯坦福大学的加拿大心理学家阿尔伯特·班杜拉证明了，信仰不仅影响我们的视野，还决定了我们的目标和行为。例如三年级的汤米说您画的蝴蝶很丑，可能这句话唤醒了您的想象，您认为自己就是没有创造力。别人的一句评论会对您影响很大，不管是消极的还是积极的！最好不要相信所有的意见。例如保罗·麦卡特尼和乔治·哈里森的音乐老师都认为他们俩都没有什么特殊的才能，所以认为他们俩非常平庸。要是听了音乐老师的话，可能就没有披头士乐队了。

我希望您没有这种对自己能力的偏见！因为在进行创造性活动的过程中您也需要相信自己的能力，拒绝对失败的恐惧，不要跟别人比较，重要的是您要相信自己可以实现自己设定的目标。最好的方法就是您有很多小的成功经历，可能您就有兴趣马上开始尝试。

当然您的大脑并不能立刻就源源不断地产生主意，但这却是想要做到有创造力的第一步。拥有了创造力可能会给您带来很多乐趣，我们马上就来尝试一下。您看到下面 3 排（每排 6 个）圆圈了吗？现在您有 3 分钟的时间，用自己的想法尽可能多地填满这些圆圈。这是一种非常典型的创造力练习。这样一个圆圈能看作什么？一个网球？一个猫脸？您试试吧。您也可以把圆圈连在一起。

创造力圆圈

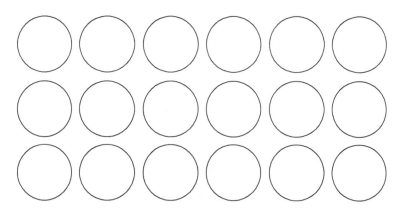

如果您没有想法了，就看看您的周围，什么是圆的？我相信您马上就能继续填充下去。您也可以利用各种颜色！

什么是创造力？

创造力就是通过对信息、理论、技术的新型链接，或者通过对不同类型产品的组合而想出的创新型念头。"创造力"的德语"Kreativität"

来自于意大利语的"creare"，意思是"创造""创建"和"造就"。创造力通常来自于不同元素的连接和融合。这一切一开始听起来很难理解。

我们之前已经介绍过，想到好主意的第一步就是要相信自己。大卫与汤姆·凯利两兄弟是世界知名的设计公司和智囊团的创始人与合作伙伴，他们如此表述："创造力的核心就是相信自己可以改变世界——相信可以实现自己的目标。"太棒了！这比简单的定义要带来更多的能量。不过要改变世界并不是那么容易，对吗？但是有许多大大小小的例子告诉我们，实际上我们可以有所作为！您也是！史蒂夫·乔布斯是苹果公司的创始人之一，他不仅改变了世界，而且给世界带来了革命性的变化，而这就是他的目标。他相信，人类可以"在宇宙留下凹痕"，而且人类做到了。

我们不需要立刻就摧毁宇宙，日常生活里我们也有很多事情可以做。非洲有句俗语："许多小地方的小人物做着微不足道的事情，而他们可以改变世界的面貌。"一般来说，创造力也是可以培养的。

当然我们可以在有意识的寻找中找到有创意的想法，但是它们也可以意外地突然出现，然后我们要做的就是抓住它们。比如英国物理学家彼得·希格斯就是这样做的。1964年他在爱丁堡大学图书馆整理杂志的时候突然想到一个数学方法，通过这种方法可以解释，为什么所有的物质组成部分都跟质量有关。希格斯认为想到这个方法当时就是靠运气。大约50年之后，他因为自己的发现——对希格斯粒子的预测，获得诺贝尔物理学奖。

许多作家也说，有些作品就是很简单地从笔下流动出来的，不需要自觉的干预，例如约翰·沃尔夫冈·冯·歌德说过，他写《少年维特之烦恼》的时候没怎么想就写出来了；也就是说他只需要拿起笔。

那现在来看什么是创意？它们看起来经常很符合逻辑，很有一贯性，不管是自己的主意还是外来的。数独是吗？当然了，理论上我也能发明。

但是哪怕看起来很简单的创意，背后也经常需要做很多工作，体现了极强的创造力，且大多数都是经过许多试验和无数次失败的尝试得出的。"回想起来每个创意都是理性的"，这句话也就可以理解，这是认知科学家和创造力研究专家爱德华·德·波诺概括出来的。但是我们通过逻辑思考也会想出创意的假设是有欺骗性的。正是因为离开了逻辑路径和预定的限制与思路，我们才能打通去往另一种思路的道路，这可以通过刻意的视角转换或者创意技巧实现。

因为创造力不是无中生有的，而是建立在现有知识以及自己的感知、经验和思考的基础上。通过特定的技巧可以强化我们的发散性思维。这里说的不是找到唯一的解决办法，而是创造性地向不同方向思考，建立新的思想，也就是得到新型的原创创意。它跟分析过程——"收敛性思维"相反。要想有创造力，这两者我们都需要。如果我们很快就理性地想到第一个主意，不要相信它，而是要摆脱习惯性的逻辑思维模式。创造力不是让人们重新发明轮子，而是不断尝试去改进轮子。这样对某个已知现象进行独一无二的全新表述最后可能会引起我们的惊奇，"有创意"的评价甚至会变成"天才"般的言论。

形象化的视角转换：再回到我们的水族箱。它确实很大，因为鱼儿不想总是自己游来游去，所以也有一个巨大的过山车系统，上面有很多车站和轨道，在水族箱里呼啸而过。鱼儿们，也就是我们的想法，如果总是在相同的车站上下车，走同一段路，在旅途上不可能发现太多的新东西，不会认识新的鱼儿，

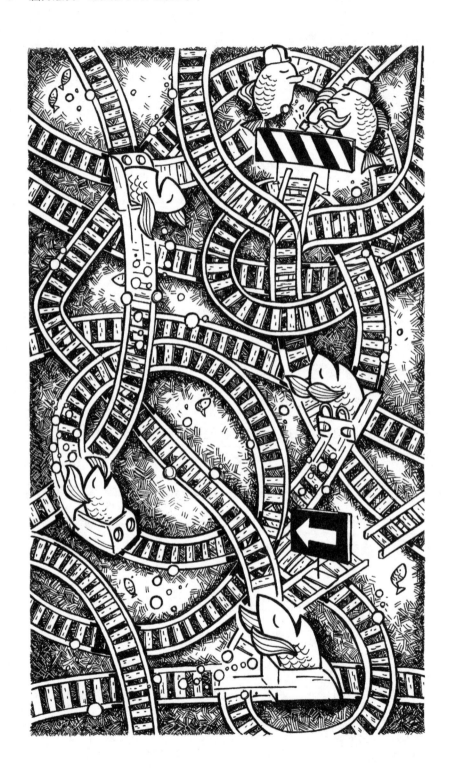

也没有新想法。所以要通过创意，也就是有创造力的鱼儿，不断地改建或者扩建轨道和过山车。这样所有的想法、所有的鱼儿都可以从同一段路来到新的线路上，或者驶向新的方向。这样鱼儿中间，也就是我们的心里才会出现新的思路和其他新的创意。

想法或者信息通常都被束之高阁，直到有人把它们结合起来，做些新东西或者就是认识到它们的市场价值。带来新的联系并解释清楚同样也是创造力的表现。所以，我们才把爱迪生当作灯泡的发明者，尽管他的试验"只是"改进了英国自然科学家众所周知的灯泡型号，但是只有很少人知道这一点。直到今天我们还是首先把爱迪生的名字跟灯泡联系在一起，因为他认识到这项发明的意义，并且能够给大众介绍电的好处。

有创造力的人也可以紧扣时代脉搏，提前把握住或者甚至创造变化和趋势，并进行传播，这样其他人也可以认识到这一点，通过这种方式产生了一种新的现实，变成理所当然。

就像创造力研究专家米哈里·契克森米哈说的，巨大的创造力也就是突破性的认识或者成就，也需要运气和真正的沟通，对他来说爱因斯坦当然属于这种巨大创造力的骄傲拥有者之一。爱因斯坦在没有大型团队的帮助下，仅仅依靠自己的精神力量通过自己的方程 $E = mc^2$ 提出了相对论。但这当然也是建立在已经存在的知识和创意之上的。所以对米哈里·契克森米哈来说，巨大的创造力不仅跟一个人和他的新主意或者理论相关，还跟文化、环境和当时的情况相连。同样不能缺少一个专家小组，他们可以认可并确认这种创新。最后由社会承认，哪种创造力是"伟大的"，所以也需要有运气！

一点点运气也不会损害日常的创造力，我们需要它来解决工作或者生活里大大小小的问题。幸运的是我们可以帮助这种运气腾飞！

创造力、生产力和劳动

我开始研究创造力这个题目的时候，很快就认识到，有创意的人不仅有创造力，而且还具有很高的生产力，完全符合一句格言：只要深入研究一个主题或者问题，然后放飞自己的思想，就会有很多主意。有人认为创造力说的不仅仅是拥有个别的创新理念，更多地是要掌握许多不断流动的主意和整个创意网络。安吉特·古普塔和他的同事阿克沙·伊科塔里在短短数天时间里就通过富有成效地想到Pulse阅读器的基本理念，着手开发出了这款应用程序，它是智能手机和平板电脑的新闻阅读器。安吉特·古普塔如此描述："其实跟解决问题的天才想法没有关系，重要的是最终找到最好的方案之前，首先尝试了几百个其他解决方案而且失败的过程。"后来他们两个人以9000万美元的价格卖掉了这个应用程序。

也就是说创造力不仅体现在创意过程中，而且体现在对理念的执行中，在自己的生产里，在"成就"上。如果我们正在寻找这样的创造性解决方案，保持积极和高产的状态并且仔细观察我们的环境会有所帮助，而且还要了解别人的看法以及认识到不理想的运行过程。什么最花时间？在操作设备的时候哪里会出现问题？哪一部分必须特别频繁地进行维修？所有这一切都可能成为新主意的起点。

道格·迪茨参与了磁共振成像技术的开发设计，有一天他到医院去，想看一下他自己"作品"的运行情况。他觉得自己可以得到积极的反馈，因为这台设备刚刚得到设计奖提名。但是有一天他得知，大约80%使用这台设备的儿童必须经过麻醉才能安静下来，因为这台设备和它的噪声会给他们带来巨大的恐慌。对自己取得的成果的骄傲转变成了挫败感。因为道格·迪茨之前根本没想到过小病人也会使用这种设备。现在医院里的磁共振成像房间都被设计成了完全不同的冒险世界，检查变成了乘坐航天飞船进行的太空飞行，孩子们可以仔细地看到"发动机"什么时候启动。所以这些危险的巨大敲击声对很多孩子来说变成了背景声，他们现在认为检查非常惊心动魄。另外道格·迪茨是在一家创意讲习班想到这个主意的，他在课上学到了要与他人产生共鸣并且观察日常生活。

康德在他的《纯粹理性批判》一书中就提到"创造性想象力"，它是感性和理性的结合。创造力是不是确实在根本上与生产力有关？这时候爱迪生所说的"1%的灵感和99%的汗水"合不合适？

沃尔夫冈·埃尔哈特是一位奥地利的管理咨询师和音乐家，他指出，有创造力的人和从事一般创造性工作的人，如产品设计师、平面设计师、工程师、音乐家或者科学家本来就没有运用什么创作技巧，更多地是使用工作方法，可以尽可能地提高生产力。对于有创造力的人来说，原创不一定就是独一无二的，而是"临近的"，是他们通过自己创造性的成就所接近的。

要做到有创造力，可能就需要自主研发的创造力技术和生产力技术的混合产物，因为即使在艺术领域，人们也开发出了属于自己的套路。我从建筑师和设计师尼娜·霍利曼那儿学到，在项目一开始不要脑袋里总是立刻想到一个主意或者一幅图片。通过搜集图像和文字性描述，她尝试着首先探索任务，然后获得对这个主题的印象。这样经常会产生新的、部分也是非常令人惊讶的观点和方法，然后可以将其变成一个具体的想法。

慕尼黑的平面设计师和作家朱莉娅·罗梅斯也告诉我，她在每个草案中都会设计一个情绪板，这样就不会坐在著名的白板前面了。尽管她之前自己已经有了一个想法，但还是每次都在不同范围内跟同事合作，这样她可以通过图片和颜色的形式来收集想法。室内设计师和时装设计师也会使用情绪板，这样工作时才有好心情，才会产生基本的想法，然后在具体处理草案时会建构细节，这样也能从常规工作中找到创意。

必须要注意的一个重要想法就是：创造力不会等到灵光一闪，或者在做糕点，或者往窗外看，被谬斯亲吻的时候出现。我们说过，创造力也跟劳动有关。要想有创意，不需要新潮的眼镜或者色彩鲜艳的口袋方巾，反而施瓦本的歌词更有帮助："劳动，劳动，盖小房子，小姑娘看起来很和善"，这样才能找到真正的状态。

跨越思想障碍

通过突然的"啊哈"经历找到解决办法，在感知心理学上被称为"认识"。我们的脑袋在这样的灵光一闪中发生了什么？这样的认识是无意中出现的，在我们急需它时没法说："好吧，亲爱的潜意识，现在来吧！"

为了走出思维的死胡同，继续深入研究这个问题就没有意义了。继续研究可能只会产生跟我们现在的想法相似的解决方案，因为我们始终走在相同的心路——我们神经元的窄路上。马克·比曼是伊利诺伊州西北大学的心理学家，他通过自己的试验证明，如果太关注于找到解决办法甚至会对认识的发现起到反作用。

因此大卫·戈尔曼在这方面也提到神游的价值。这是当我们的"默认模式网络"高度活跃的时候得到的想法和念头。现在我们就离开我们刚好已经想到的平坦道路。如果我们没有高度集中注意力，那就休息一下。有时候稍微干点别的会有所帮助，比如上网、整理自己的邮件或者给同事拿一杯咖啡，转移一下注意力，暂时忘掉问题。这样大脑才有可能找到其他的新路径，因为旧模式现在没法带领我们继续前进。有一点耐心：完成了自己的工作之后，您的潜意识会自动来敲门。有时候您只需要稍等片刻。或者您可以问问他人是不是能突发奇想解决您的问题，因为他的脑袋有一张跟您完全不一样的心理地图。这本书的书名也最终是通过"啊哈"体验得到的，不过是在我经过深思熟虑之后。

为了能发现经常在休息的时候出现的好主意，我们需要开发自己的潜意识，这样就可以在放松的时刻想到办法。要做好准备，这样就不会让它们从您的指缝中溜走。路易·巴斯德说过"机遇只偏爱有准备的头脑"。所以很多有创意的人总爱写点东西——准备一支笔，甚至在洗澡的时候也可以把想法写到浴室玻璃上。因此哪怕是在放松的时候您也要接收好主意，最好尽快将其写下来，然后立刻继续放松。

马克·比曼还在自己的试验中发现，感觉比较幸福的人更容易得到认识。爱德华·希尔特是美国布卢明顿印第安纳大学的心理学家，他也得出了类似的结论，他让受试者带着不同的情绪看不同的短片，然后来测试他们的创造力：如果受试者心情不好，他们就很难有创意；而感觉越好，他们的思想就越灵活，越有"创造力"。

要想越过思维障碍，也可以重新撕开或者重新表述初始问题。所以我们在处理问题的时候，一开始就要问自己这是不是真正的问题。

要想得到真正的好主意，我们不仅要致力于对它的寻找，而且还要激发自己的灵感，不能一直坐在写字台旁边。伟大的哲学家们也不总是坐在桌子旁边思考。斯多葛学派的人喜欢到回廊里进行哲学思考，笛卡儿喜欢躺着，莫扎特最好的念头都是在床上想出来的，而尼采最喜欢在阿尔卑斯山中漫步。为什么我们认为坐着就能想到创意呢？为什么我们经常在平常的地方等待不寻常的念头呢？为什么不到从来没去过的地方试试？

如何展开自己的想象力？

我们应该想象哪里可以让我们获得创意和效率。罗琳常在一家咖啡馆里写《哈利·波特》，因为她觉得这里非常能激发她产生不寻常的想法。

试验一下不同的地方、背景音乐或者还有耳塞，看看哪种情况能让您的工作非常有创意。据说蓝色也有助于寻找办法和创意，因为它会让我们感到放松，就像蓝天、海洋、湖泊或者河流。有时并不需要到可以激发创意的地方，您甚至可以通过耳机把咖啡馆里的噪声和许多其他声音召唤到您的办公室或者任何其他地方，少数情况下分贝过高的噪声也会有所帮助。

当然想象力不光跟您所处的地方和环境氛围有关系。米哈里·契克森米哈认为，想象力还包括纪律和保持好奇心与惊奇感的能力。例如他建议人们应每天转述一小段话或者报纸上的标题，让标题看起来更像自己原创的，更令人印象深刻或者更吸引眼球。他认为视角转变是想象力的关键。所以他建议大家仔细研究一下自己的个性，可以尝试一下其他的态度或者让自己扮演其他角色，然后看看要是我们完全变成自己的反面会怎样，这样可以让自己变得更积极、更有创意。

对他来说，转变视角还包括能认识到什么时候该把注意力放到一个问题的细节上，什么时候应该统揽全局，感受可能的新特点或者"自由驰骋的思想"，它们可以帮助我们继续解决问题。他最重要的一句话是："最终真正重要的不是让自己的名字跟一项公认的发明联系在一起，而是是否过上充满创意的满意生活。"毫无疑问他是对的。

产生视角转换

视角转换的想法是建立在最著名的创造技巧，也就是爱德华·德·波诺的"六帽法思维"之上的。现在许多跨国企业都采用这种办法在会谈或者讨论中用来激发人们的思想。人们在这些会议中很快就定位了自己，有了固定的想法，只能固步自封，所以可以通过感召自己的几个步骤来思考问题：有不同颜色的 6 顶帽子代表不同的视角。白色帽子表示事实，可以用一张白纸来帮助记忆，纸上记录了事实。黄帽子代表积极的一面，批判性的黑帽子想感知所有的思想或者障碍。红色帽子代表情绪。绿色帽子让人想起植物的绿色，所以表示生长和对新事物的希望。每一种颜色可以为解决具体问题提供其他视角、想法和选择。一开始不要给所有的新想法下定论，因为我们主要是先获得尽可能多的不同想法。一开始要"戴上"天蓝色的帽子，最好是在稍作休息之后。戴上蓝帽子之后要从整体上看一下解决办法或者所作的决定，也就是鸟瞰。可以让所有小组成员都"戴上"相同颜色的帽子，或者大家都戴不同颜色的帽子，然后描述自己的帽子，也就是视角，过几分钟之后向左传递，拿到新的帽子。这种方法不仅适用于小组，个人也可以这样做。最晚在主意发现阶段之后，要跟其他人分享自己的想法，因为交流刚好可以激发新想法。您也可以把自己当作别人，然后自问：爱因斯坦会怎么处理问题，或者我的老板、顾客或者一位喜欢冒险的企业家又会怎样处理？

另一个改变视角的办法是"触发器方法"。这时候您要搜集"不是"用来达到目标或者解决问题的想法。因为消极的方面不仅能更快引起大脑的注意，会让人产生不确定感，而且大脑也会更快想到这些方面。所以您也要想到消极的方面，这样反过来就可能有新想法。我们除了转换视角之外，还能做什么呢？

增强惊奇感

例如，我们很容易发现，现在让我们感到兴奋的事情，是那些我们小时候觉得惊讶的事，这种事很多。我最近坐公交车的时候，我身后的一位年轻人吓了我一跳，因为他看到了塔吊。整整3分钟，他都在说塔吊。疯了吧！为什么我们现在根本不会像这么惊讶？很明显：我们的大脑后来看到了很多塔吊，所以根本不会太去注意。我们本来就只会对跟我们大脑中的模式不匹配的东西感到惊讶。

歌德曾经说过："同样的事情让我们得到安宁，只有矛盾才会让我们创新。"另外我们首先还需要具备感知和自我激励的能力。只是我们现在怎么才能快速具备这些能力呢？

自我测试：米哈里·契克森米哈建议我们看一些让我们感到惊奇的书。我已经这样做了一段时间。我现在不想拿所有我感到惊讶的事情来让您觉得无聊。但是在我们寻找迄今为止未曾体验或者不同寻常的东西的时候，能突然引起我们注意的感觉非常有吸引力。我采纳了米哈里·契克森米哈的建议，后来我确实刻意记住了更多事情。因为还有些事情还会让我们像5岁的孩子一样高兴：例如对我来说是彩虹和肥皂泡。

您也可以每天都发现让您感到惊奇的新东西，不断地给您提出新问题。因为如果我们发现了新事物或者不期而遇的事情，多巴胺的分泌就会增多。我们本来就是在看到有意思或者紧张刺激的东西时才会有幸福感，这样会鼓励我们进行更深入的研究。

西蒙尼·尼克拉斯在她的博士论文中研究了记忆与认同感的话题，她指出写下自己对过去所发生事情的想法、感觉或者回忆，可以让我们试着去理解过去和现在，将它们融入自己的生活，供自己参考。然后我们就能积极地理解自己和自己的身份认同感。把自己对过去所发生的事情的想法、感觉或者回忆写下来之后我们可以跟自己保持更大的距离，这样我们可以从原始层面观察自己。如果写些虚构的故事，同样可以尝试不同的剧情，然后以全新的角度理解自己。

钓到新想法

我们在处理问题的时候需要不通过大脑区域的积极参与。如果想在思考的时候打开正确的回路、产生新想法，就不能简单地漫无目的

（德语原文直译为"想成蓝色"）地思考。尽管蓝色应该有助于我们产生新想法，但是我当然不是这个意思，而是：我们通过以特定的字母为指导，例如像在城市—国家—河流的游戏中那样，来获得新想法。对于不同的城市，您一定能一下子列出很多。但是如果您把整个字母表过一遍，试着对应每个字母都找到尽可能多的国家和城市，您一定可以说出更多，比如我们可以借助字母钓到新想法。

形象化的钓到新想法：您想象着自己坐在水族箱里的一条小船里，想抓到一条鱼，也就是一个想法，但是您既没有鱼钩也没有鱼饵。也就是说，您只能空手去抓船附近的鱼，这些可能只是小鱼。但是我们不想要附近的鱼，也就是想法。为了钓到不同寻常的大鱼，我们得有个鱼钩，而且鱼钩上至少得有一个大鱼饵。代表新主意的鱼儿会是什么样的呢？因为鱼儿刚好会从嘴里吐泡泡，所以您可以在下次寻找想法的时候破例用"L"开始，表示气泡（Luftblase），对吧？

在微拉·比肯比尔的《创造力入门》一书中您可以找到很多这样的技巧，不仅可以使用字母，还可以用单词来记忆，另外还有相应的示例。您也可以选择一本书，将其打开，找出一个关键词，然后将它跟您的问题联系起来。

自我测试：我现在想在我的蛋饼问题里使用这个方法。我拿了一本书，打开喜欢的一页，闭上眼用手指了一个位置，随机选择了"信

箱"这个单词。这是我注意到的第一个名词。现在我必须试着将这个词和蛋饼建立联系，也就是：可惜我没办法上网预定鸡蛋，今天的晚饭等不及鸡蛋被放到信箱里了。但是我也可以在信箱或者门上贴上一个纸条，问问邻居谁家里还有鸡蛋，请他们告诉我。快8点的时候一定会有很多邻居进出看到我写的纸条。我现在也可以直接敲响新邻居家的门，他一定会借给我几个鸡蛋。以后我可以给他信箱里放一个感谢卡片。好像我已经到邻居家借鸡蛋去了。我知道这样听起来很奇怪，但也是一个解决办法。大家也可以想到这样的一些疯狂的联系。试试吧！可能您可以通过这种方式钓到独创的想法。

例如，平面设计师钓鱼时从来都不忘记用鱼饵。他们自己会给抽象的概念找到单词或者图片，例如可以反映出委托人的企业文化，先给自己创造一个所谓的单词世界，然后再从网上、书中和日常生活里寻找灵感。所以如果您想要钓到创意，就不要忘了鱼饵。

最后我们要认识到，聪明的想法不是一拍脑门就能想出来的。但是如果我们通过尽可能不一样的方式来接近问题、目标或者困难，如果我们更上心，知道什么时候需要看看外面的世界、什么时候值得集中精神，或者什么时候该把墙壁涂成蓝色，然后我们就有更大的机会获得创意。为了更上心，我们首先需要集中精神，而且这样做不光是为了上心。集中精神本来就有助于所有的认知工作，所以接下来我们再来仔细研究一下精神集中的问题。

本章要点

- 创造力说的是能想出并执行属于自己的创意。
- 创造力不是凭空出现的，也需要生产力。
- 创造力最好是在能激发我们灵感的地方施展。
- 保持好奇心和新奇感是每个人创造力的基础。
- 我们没法预定聪明的想法。但是如果我们能上心，对新鲜事物保持开放的态度，通过不同的视角接近一个问题、目标或者困难，我们就有机会想到好的创意。
- 在寻找答案的时候继续深入研究可能并没有什么帮助，这时就需要暂时干点别的。

这样做会让您变得更聪明

- 每天都让自己能够感到惊奇，写下您的发现，让别人也惊奇一下。
- 打破旧模式！重新看待一件事。
- 不要对第一个好主意感到满足。
- 一开始就刻意从不同角度观察您提出的问题；也可以运用创造力技巧改变自己的视角。
- 找到一些可以让您坚持做下来的事情，您其实已经知道是什么了！
- 如果您有思维障碍或者陷入了死胡同，那就调节一下！看点有趣的东西。
- 或者您可以采取几步走的策略：保持距离，然后重新获得新视角。
- 如果需要，重新描述您的问题。
- 要幸福，特别是在寻找新想法的时候。

第11章
请安静！
——精神集中与注意力

"注意力体现了我们与世界的联系，影响并定义我们的经验。"

丹尼尔·戈尔曼

大树和手推车

羊儿在烧烤架上舞蹈，啤酒瓶从屋顶上滚落，朗姆酒瓶散发着花香，海水从地里喷涌而出，手推车上长出一棵树，几百幅疯狂的图片在我脑海中闪过。我的目光落在了秒表上。好，还有一分钟，快速重复一下。羊、啤酒、朗姆酒、大海，大树。我试着在5分钟的时间内记住200个数字的时候，我的大脑里就会出现这些图景。我正处在特别的状态下，精神高度集中。原来我的速度快多了，脑海里的原则还是这样。我把数字看作图片：68始终是羊，啤酒是94，朗姆酒表示43，大海是34，等等。为什么我要这样做？我们的大脑记忆图片的速度比记忆抽象的数字快得多。我小时候花了几个小时的时间，在记忆比赛上记住数字、面孔或者扑克牌，在所有的科目中我都使用了图片。

在这种状态下人们处于某种形式的冥思中。我意识到这一点是因为一位朋友给我寄了一段采访的旧视频，当时我14岁，我告诉大家我是用什么方法记住数字的。这段视频是我在伦敦参加世界杯的时候，刚刚结束一个科目之后拍摄的，这个科目就是每秒钟会出现一个新数字，选手当然需要按照正确的顺序记住它们。在采访的时候我很平静，根本不像我在面对摄像机时候的表现。我看起来处在另一种跟"正常"不一样的状态下。一点也不奇怪，因为我刚刚经历了完全集中精神的阶段。在这一部分的比赛中不允许中断，只能数数，直到出现第一个数值错误。

这种高度的精神集中对我产生了什么影响？这些记忆技巧和数小时的训练实际上给我打开了一个开关，现在如果我想在某种情况下保持百分百的精神集中就可以打开它，不管是硕士口试还是作一小时的报告。可惜在日常生活里我很容易分神。另外如果我累了或者对一个问题想得太久，就再也找不到集中精神的开关了，我陷入了黑暗之中。

精神集中是什么意思？

精神集中就是能让自己专注于唯一的一个目标或者任务，这期间我们会屏蔽掉所有的念头和外界刺激，因为它们可能会损害我们的注意力。这种"选择性注意力"越强大，我们就越容易完全投入到一项任务中。这个能力主要涉及前额叶皮层。这部分会介绍到达的信号通过专门的回路怎么进行加强，如果我们想把注意力集中到这个问题上，或者将这个问题屏蔽掉，我们可以更好地把注意力集中到现在要关注的重要信息上。能否集中精神主要取决于大脑屏蔽或者忽视刺激和涌现出来的感觉的能力。

但是这样做一点也不简单，因为主要有两种重要的转移注意力的方式──感觉和情绪分心，它们会降低我们的选择性注意力。我们突然感觉到脚踝痒痒或者听到附近建筑工地的施工声，就会体验到感官分心。我们可以在阅读的时候把这一页的其他文字屏蔽掉，这样我们就能专注地读现在的句子了。这时候我们就能再次发现我们的大脑拥有什么样的集中精神才能了：我们可以在阅读的时候专注于正确的位置。

情绪分心很难去把握：感觉、担心，或者如果我们想做点完全不一样的事情时，所有可能刚好代表我们大脑活动的想法。当我们把所有可能的外部分心方式都消除之后，例如没有电话和网络，坐在安静的房间里，我们需要应对更艰巨的任务：把我们内心的声音和想法在大脑里调成"待机"状态，这样才能真的完全投入到我们面前的任务上。仅仅在阅读的时候，我们平均就会浪费20% ～ 40%的时间，而且越经常发生这种情况，就越难获得阅读的成功。

麻省理工大学的两位大脑研究专家特雷·海顿和约翰·加布里埃利发现，只要我们的注意力因为自己的想法分神，我们的效率就会受到影响。我们的工作记忆当然始终都保持活跃，然而注意力容量有限，还需要在这时候处理其他的事情，所以就没有足够的容量来完成本来的任务了，所以我们的工作结果实际上取决于我们的专注度和是否分心。

如果因为分心导致专注度降低，就会牵涉到内侧前额叶皮层。它大体上处于我们大脑的中央，是我们"默认模式网络"的一部分，在我们无事可做或者休息的时候这部分会特别活跃。然后我们开始比平时更强烈地接收到内部的信号，不管是积极的还是消极的。因为我们的大脑明显更注意打扰我们或者加重我们负担的事情，所以我们心情不好或者感到压抑的时候，我们特别容易分心。这不是什么好的结合。

为什么集中精神这么难？

美国心理学家和哲学家乔纳森·海特认为，我们如此容易分心主要是因为遗传的结果。要想在野外生存，能够特别警惕，并且对丛林里的每个噪声和噼啪声作出反应，特别是能将注意力很快就集中到新出现的不期而遇的事情上，会是一个很大的优势。这样我们的大脑通过不断地权衡面对的所有信息，会发现那些跟现有模式不匹配的信息。

现在如果我们想要集中精神处理一项任务，却需要采用相反的方式。所以专注度不仅跟集中精神的能力有关，还主要是抑制不想管的想法和外部分心方式，以及调动足够的能量，也就是意志力，来抑制让我们分心的因素。

针对这个主题有一个著名的测试，即所谓的"斯特鲁普测试"。请您先快速大声读出下面的文字所描述的"颜色"！

Grau　　灰色

Schwarz　**黑色**

Schwarz　黑色

Grau　**灰色**

Schwarz　黑色

可能您会慢点读，或者在到第三个词时大声读出"黑色"或者第四个说成"灰色"，因为我们的大脑很熟悉"黑色"这个词，而且现有的模式必须先被抑制住，才能确实认清楚文字的背景颜色。

这里就要看一下我们自下而上和自上而下系统的区别了。阅读词语的自动冲动会跟刻意注意颜色的过程相冲突，所以我们会有些犹豫，我们必须高度集中注意力才能避免犯错。在冷战的时候冷战的双方也会采用这种办法来发现间谍。如果一些人说自己不会俄语，而且没办法破解西里尔文字，那他们在大声读出带有颜色的词语时既不会犯错也不会迟疑。您现在同样没有问题，可以大声说出带有颜色的词语了，对吧？

（俄语）

сéрый　灰色

Чёрный　黑色

Чёрный　黑色

сéрый　灰色

Чёрный　黑色

人们通过在进行这项测试时所采用的磁共振成像检查，发现了大脑中的一个区域，如果受试者抑制自动回答的欲望，让自己专心地看颜色，这个区域就会特别活跃，这就是"腹外侧前额叶皮层"，它刚好在太阳穴后面。它看起来主要负责让我们把念头放到一边。那么如何进行抑制呢？

推开杂念

如果我们能意识到自己的杂念，并叫出它们的名字，就可以抵抗那些想把注意力拉到自己身上的念头。也就是我们需要把脑袋里打开的抽屉再关上，这就需要我们找到临时的解决办法，或者认识到这样会让我们的问题看起来更清楚。为了集中精神，我们必须学会将冲动转化成行动，例如在我们自动思考一个问题，或者把注意力都放到互联网上的时候行使否决权。这样做当然不会太简单，但是就像我们看到的那样，我们也需要培养我们的纪律性，由此培养我们的意志力以及控制冲动的能力。

如果我们的注意力实在无法集中了，不妨休息一下，要么让自己的思想暂时放空，要么到公园里走走，或者最好去森林里散散步。工作的时候不太好办，但是下班以后可以尝试一下：到大自然中走走可以产生真正的奇迹，因为我们所有的感官都会很放松地参与进来。当然我们也可以看看大自然的漂亮照片，上面最好有水，因为这样会让我们平静下来。真正的大自然是让自己重新恢复活力并且重新填满能量储备的最好地方之一。

集中精神感知以及让自己长时间专注于某个特定任务或者行动的能力，需要我们大脑的许多基本活动：学习、回忆、理解力、有意识地感知或者描述自己的感觉。

这样的经验不仅是我在世界记忆大赛上获得的，而且还包括写书的过程。本来我在写完硕士论文之后就发誓，接下来几年不会这么快再写超过两页的文章。在一开始的几个月里，每次动笔我都得花上几个小时——当然也稍微休息一下——摸索着集中精神写文章。我的大脑就是不适应长时间集中精神阅读，或者构思一篇内容广泛的文章。我的工作记忆也不在最佳状态，因为它很容易分心，但是慢慢地我又找回了工作节奏。办公室的网络也对我第一天高效地写书作出了贡献，因为下午的时候它完全瘫痪了。

为了避免分心，我们应尽可能地关闭所有现代化的通信设备。另外做好一切准备，因为我们的大脑喜欢在一切都安排得很好，且立刻就能开工的情况下工作。

形象化的神游：您再想想我们的水族箱橱窗，这时候正在上演一场大型演出。我们当然看到了主角，我们当前的工作，忙碌的大鱼，它们想奉献一场完美的演出，但是在背后总是不断地有几条小鱼游过。大多数时候如果我们专注于大型演出，就会忽略掉它们，但是我们偶尔会注意到背景中的舞者。曾几何时我们的注意力完全放到了它们身上。有时候这些小鱼确实也可以让我们想到好主意，但是它们偷走了本来属于明星的演出，做出了很多脚尖旋转动作，把我们的注意力都拉到自己身上了，这样就会干扰我们。作为观众，我们需要付出很大努力让自己专注于舞蹈。所以明星们会警告那些又小又可爱，但有时候也很淘气的鱼儿们，不要扰乱正在进行的演出。

如果我们巨大水族箱的橱窗前同时有太多鱼儿游动，我们很容易就分心了。我们是不是可以增加窗口的光照强度，这样就能提高注意力？

增强专注度的好办法就是有规律地冥想，培养注意力或者做一项运动。当然也有很多专注度练习。例如您可以从999开始一直减9——就是要找出来，什么能带给您乐趣，唯一重要的是需要有规律地进行几项练习，并持之以恒。记忆力训练也可以很好地培养专注度，但是需要花一点时间才能看出效果并取得成功。有没有更快的、更有趣的办法？能不能通过计算机游戏或者应用培养？

锻炼工作记忆

我们在第1章里就提到过工作记忆是可以锻炼的。是不是也可以通

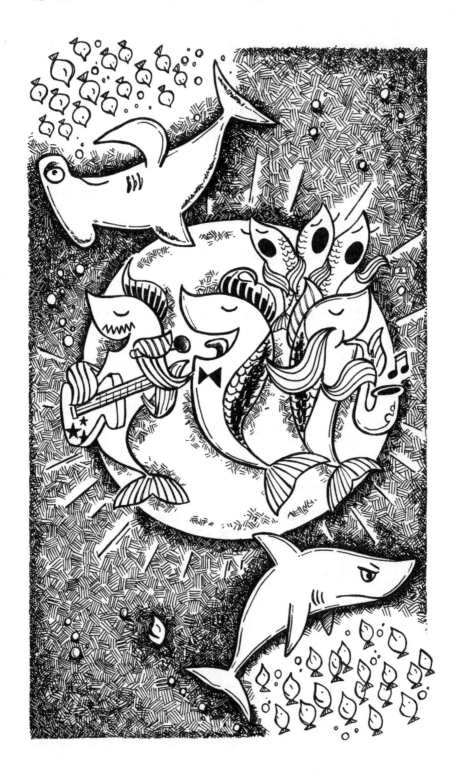

过这种方式切实提高自己的专注度以及扩展我们的知识面？我们能不能做点什么，让自己可以更好、更高效地筛选信息，更快地理解结构和模型，这样就能更容易把握全局？

之前提到过的伯尔尼大学的心理学家苏珊娜·嘉积和沃尔特·佩里希认为，我们实际上可以锻炼工作记忆。但前提是，锻炼的时候必须达到大脑承受力的极限，且每周进行多次锻炼，每次大约20分钟。在这项研究中，受试者进行了一个所谓的n-back练习，在一个大九宫格里记住一张不断转换位置的小卡片，同时要回忆起字母组合。如果再次出现特定顺序的卡片和字母，就按下相应的按钮。这是一个非常有挑战的练习，但是每天练习10分钟就可以有所提高。另外，瑞典大脑研究专家托克尔·克林贝里推荐了国际象棋，因为下棋的时候我们必须提前想到几步——一项有难度的认知任务。其他的神经科学家建议阅读、听音乐或者冥思。至于我们事实上是不是可以通过系统的训练提高注意力以及复杂的推理能力，我需要再试一下，所以我到心理学家那里约了个时间。我会完成一次智商测试，作为测试的一部分同时也会"测量"工作记忆。测试时我必须尽可能多地按照正确顺序记住许多数字，然后再倒数出来，或者听完一组数字或字母之后按照大小和字母表的顺序将它们整理出来。这对我来说并不简单，因为我必须同时控制自己的记忆技巧和数字图像。

自我测试：我从网上下载了一个n-back练习程序，伯尔尼大学的研究人员也使用了这个程序，而且可以让我免费得到训练。我记住了在不同位置闪耀的小卡片，同时在脑子里记住字母顺序。一开始很混乱。这种联系是对工作记忆的巨大挑战，同时也是很好的锻炼，因为困难因素不断地跟自己的效率相匹配。这项训练非常费脑子，我很快就取得了进步。

我变得好奇。为了能在训练的时候得到调节，我找了其他的工作记忆训练平台，它们也提供了很多合适的练习。我决定采用我一开始找到的网页，因为我也可以在路上用手机进行不同的训练。这样的训练给我带来了巨大的乐趣，因为我可以转换到不同的练习，始终以提高自己的效率为目标，给自己提出不同的挑战。

我真的做到了，3个星期的时间内，我每天拿出10～30分钟来挑战自己的工作记忆。现在我又来找心理学家做测试。事实上，我的成绩明显提高了。在正数和倒数数字记忆中我很少犯错。我在做这项测试的时候还是一直有困难，不能使用我的记忆技巧，但是我工作记忆的改善显示训练起作用了。主要是在那些需要在心里将字母和数字进行整理的任务中，我的成绩从5提高到了7。例如我们会在测试中听到3 T 2 A 8，然后必须将数字按照次序、字母按照字母表顺序排列重新说出来。这时候就应该是：2 3 8 A T。第一次我记住了5组的正确顺序，第二次测试我记住了7组。对我来说这是一个显著的提高，主要是因为我根本没有专门对此进行训练。这样的训练可以让人"在屏幕上"看到更多的信息，我已经注意到自己可以更好地集中精神了。如果上班路上需要奔波，那一个简单的训练可以给一天的工作一个完美的开端，而且这对于灰色的格子间而言也是一个很好的调节方式。

流畅中的全神贯注

我们在"流畅"这一部分体验到的全神贯注，之前在关于压力的那一章里已经简单提到过。如果我们处在流畅的状态，我们不仅感到幸福，还很有动力。因为我们刚好处在无聊和不舒适压力的中点，忘掉了时间和我们身边的一切。这是一种非常特别的大脑状态，其特点是和谐，因为在这个过程中所有相关的大脑区域在时间上完美地协作，我们可以达到最高的效率。至于该如何达到自己的流畅状态，可惜只能靠自己去摸索。但是如果您对什么事情感觉到了激情，或者在达到了自己的边际效率时，您仍然对一件事情感到高兴，那就极有机会找到流畅状态。流畅状态也适用于乒乓球或者计算机游戏，它还可能在自己工作期间出现。

为了能集中精神，我首先必须清醒，身体必须健康。那我怎么做最好呢？运动、充足的睡眠或者正确的饮食是不是可以对我有所帮助？我们会在下一章里找到答案。

本章要点

- 我们很容易分心。
- "默认模式网络"会利用一切机会插手现在正在发生的事情，让我们思考自己，即使在我们想集中精神的时候。
- 我们可以通过简短的描述意识到让自己分心的事情，然后轻易地压制住它们。
- 在精神高度紧张的时候，我们不断需要放松的时间。

工作记忆是可以培养的。

我们在流畅的状态下可以体验到全神贯注。

本章要点

要想专心工作，就得把所有的设备都调成静音，关闭所有用不到的程序或者网页。

有些电脑程序可以帮助您屏蔽广告或者特定的网页，也可以设定成在特定的时间内屏蔽它们。

找几个训练注意力的练习做一下，持之以恒。

冥想或者训练您的注意力，下国际象棋或者多读书，例如有关注意力的书。

注意观察自己在什么时候、什么环境下最能集中精力。

多走出去，亲近大自然。

第12章
睡眠、运动和大脑食物的影响力
——身体训练

"只有意愿是不够的，还必须付诸行动。"

歌德

我到底突然怎么了？

安静美丽的沙米策尔（意译为"前哨战"——译者按）湖就在我面前，我的健身浴袍就在身后的床上。我的针灸医师认为我迫切需要度个假，以摆脱过去几个月的压力和忙碌，最好休息3个星期的时间。我告诉他自己没有时间来放松3个星期，但他回答，这不算理由，最后人们都要到盒子里休息。他说的当然是我，这可能不是什么好事情。不过我现在从哪里找时间休假呢？我们最终商定了一段短途旅行。

在规定的短暂安宁里，我在湖边放松自己，感觉自己稍微少了一些不安。我在湖边度过的最后一晚，电视上转播了奥斯卡颁奖典礼，从我记事以来每次都看。为了不影响我的休息，我决定早点睡觉，破例放弃了午夜开始的颁奖仪式。但是在晚上10点的时候我决定再待上2小时，至少看看开头，也就是明星走红毯。我接受了这个提议，结果快到4点的时候我才睡着。9点的时候闹铃响了，可是我需要的不是5小时的睡眠，而是8小时。现在，我在湖边开始了自己的"前哨战"。

我从前台订了一辆出租车——不小心订到了12点，而不是11点。太晚了，因为我下午1点在柏林还有约会。但是我在退房的时候才意识到这个错误，让整个前台都陷入了慌乱中。一位工作人员刚刚把我的信用卡插到读卡器里，他说可以开车送我去火车站。在我引起的慌乱中，没有人意识到我的卡还插在读卡器里。我也是在快到火车站，酒店的一位女员工给我打电话的时候才发现这个问题。她答应立刻给我把卡寄过来。我在柏林赴约的时候，我两次把自己的夹克挂到门把手上，虽然没给人留下什么好印象，但看起来很有趣。

只有5小时的睡眠就让我又变成了最笨的笨蛋。为什么？我永远都改不了吗？然后我在坐火车回家的路上刚好读到，卡特琳·鲍尔芬每年都会把奥斯卡颁奖典礼录下来，第二天自己可以安静地观看，而且这位女士刚好写了一本关于失败的有趣的书。失败会不会增值？不，它只可能导致讨厌的继续失败，或者可能不会。然而我不会认输。因为不光是睡眠，运动和饮食也会对我们的身体与精神状态产生重大的影响，我们现在就来仔细研究一下这3个因素。

哎，我要是多做点运动就好了！

如果我在那3天的假期里做点运动，是不是会让这一天变成另一个样子？运动虽然有时候会让人疲劳，但是也会让人感到满足，长期来看会让人感到更幸福，甚至可以提高规划能力。后者可能会帮助我在这么烦人的一天不会感到太疲惫，不会如此战战兢兢地满世界跟跑，所以我前半夜决定晚些上床休息，这同时又变成一个规划和执行错误。

　　幸亏我们的大脑有弹性（您还记得第1章吧？），所以我们可以通过产生新的反馈不断适应新形势，找到新的效率增长点。我们直到晚年还可以在神经键的基础上，从取之不尽的干细胞储备中形成新的脑细胞。一般情况下，最高会有30%的这些新生脑细胞融入到现有的网络里。要是您听说有什么万灵药可以将融合率提高到80%，您会怎么办？为了保持长期舒适，您准备好在万灵药上投资了吗？

　　首先，好消息是：您可以免费得到这种万灵药。但坏消息是，需要消耗能量、时间和意志力。但我只想说：最后有80%在向您招手！最新的研究结果显示，在这种万灵药的背后隐藏着很常见的耐力运动和渴望获得外生知识的结合。正是这种结合能让您走上成功之路！耐力运动可以改善大脑供血，也就是获得更多的氧气，这会对我们的思维能力产生积极影响。从长远来看，定期进行耐力运动除了会激发心血管系统的活力之外，还能产生更多的神经细胞，并且能让更多的细胞存活下来。目前至少在老鼠身上这些作用都得到了印证。

　　在对应的实验设计上研究人员观察老鼠如何在不同的"世界"里停留。有的老鼠跟同类生活在很有创意的环境里，这里有有趣的玩具和较大的出口，它们运动得很多，因为可以有很多发现。其他的老鼠生活在很贫瘠的环境里，它们没有动力踏上发现之旅或者做"运动"。结果显示，第一组老鼠的大脑比第二组形成了更多的神经细胞，这些神经细胞也跟其他大脑细胞连接起来。处在有激发性环境里的老鼠学习能力也更强，例如它们可以更好地记住平台的位置，可以在这上面的水盆里休息一下。第二组老鼠根本就记不住。这些笨蛋老鼠！

　　每周3次、每次45分钟的耐力锻炼，如骑自行车、游泳、跳舞、慢跑、散步、滑冰或者打网球，不仅有助于新脑细胞的产生，还可以让神经细胞的生命期更长。有规律的锻炼长期来看还可以提高多巴胺水平，让我们感到更幸福。耐力运动不仅非常适合训练有素的身体，也适合训练有素的大脑。首先会改善我们的执行能力，如目标制定、计划的执行和保持精神集中，工作记忆也同样可以从中受益。耐力运动也就是万灵药的第一部分。

为了让新形成的神经细胞也能融合到现有的网络里，我们必须有意识地开发自己的大脑，研究新问题。这种精神努力就是万灵药的第二个组成部分。这里您有很多选择：您可以振奋精神，记住新同事、邻居或者最后还有老板的名字，扩展您的英语词汇量，或者研究自己很长一段时间都感兴趣的知识领域。最好找出能让自己感到兴奋的事情，这样可以给自己带来乐趣和鼓舞。

另外，一个新生的神经细胞需要花上几个星期的时间来融合到环境里，也就是学习需要时间。

另一种训练方法——生命动力学

我是在拍摄《我怎么……》这档节目的时候偶然间接触到"生命动力学"这个概念的，它建立在连接感知、运动和认知练习的基础上。这时候的目标是提高身体和精神的效率。这里说的不是获得外生知识。例如其中一个练习就是：您手里有两个小球，您同时把它们垂直往上扔，然后把手交叉着放到身前，然后分别再用另一只手接住小球。右手扔出去的小球要用左手接住，反之亦然。一开始这听起来很简单，看起来也很简单，但却根本不是这样的！

这种训练方式的新颖之处在于，您一直进行着跟认知任务相关联的运动，直到成功几次。然后您立刻提高难度系数，避免形成自动化的运动过程。这样大脑就可以始终保持活跃，可以完成新任务。这种持续的挑战就是决定为什么这种训练如此有效，同时也很有趣的关键点。

马蒂亚斯·格龙克是科隆大学的教授，他开展了对这种训练方式的研究，得出了令人吃惊的结果。有着出色学习能力的孩子们在5周时间内，进行每周3次、每次持续25分钟的不同训练。训练之后的测试显示，孩子们的平均智商从78提高到87——大约提高了12.2%，也就是说流体智力提高了。这些孩子在训练过后更用心，做事也更专注。其他研究显示，通过训练也能提高人们的数学和口头表达能力。

自我测试：因为我觉得这个话题很有趣，所以我自己参加了训练师培训。在为期5天的课程中，我惊奇地发现我的身体状况特别好，而且经过这么短时间的训练，我感觉自己的精神状态好多了，尽管我这几天有两个晚上都应邀参加朋友的生日宴，上午一早就又得回来。我发现训练过后自己做事更用心了，又能找到自己放钥匙、手机或者手表的地方了，而且在脑袋里也有相应的位置的图像。为了获得长久的成功，我们必须坚持这种训练方法，有规律地进行训练。最好和其他人一起练习这种非比寻常的训练方法，这样也能获得想要的成功。

很久以来，很多竞技运动员都采用这种方法进行训练，例如成功的高山滑雪运动员费利克斯·诺伊吕特或者多特蒙德俱乐部的球员。他们的教练尤尔根·克洛普说当时他使用"生命动力学"训练方法的时候给自己打开了一扇新的大门。球员们通过相互促进、变化丰富的运动形式提高了自己在不同情况下更快速、清晰和有针对性地作出反应的能力。

还有其他有趣的训练方法

对于所有对运动根本不感冒的人来说，也会通过其他方式得到放松。散步也跟耐力运动一样，可以对大脑产生类似的影响，同样让人保持健康。在蓝天下的运动有双重功效，因为阳光就是我们的发动机。它不仅能阻止引起我们困倦感的褪黑素的分泌，还可以促进"感觉良好的激素"血清素的分泌，它可以激活我们的大脑，让我们一天都保持良好的状态和幸福感。

形象化的褪黑素和血清素：褪黑素让人感觉忧伤，也就是困倦，而血清素给我们很好的感觉，就像在看睡莲。

想要提高身体和精神效能，也可以进行平衡和协调性训练，比如太极就是一个很好的训练方法，它可以让我们保持全面健康，也适用于年纪较大的人。

您也可以采取完全不同的方式来改善和支持大脑，比如通过嗅觉。这听起来非比寻常，对吧？您印象中最后接触到的3种气味是什么？您会发现嗅觉在我们的"电影"里只是配角。事实上我们的嗅觉非常特别。嗅觉几乎可以激活大脑的1/3，所以大脑研究专家汉斯·豪特建议我们，早晚都要闻新鲜的水果、蔬菜和其他植物，然后记住它们的气味，让大脑感到舒适。闻不同的东西：蜡烛、鲜花、餐具和盘子。所有的东西都有自己的气味。您可以描述一下，闻起来是不是有花香、木香、酸味、果香或者橘子香？

通过闻味道可以激发新的神经突触，或者新的神经细胞，谁知道您会从中得到多少好处呢！

睡眠——离了它不行！

如果睡眠不足，我们集中精神的能力就会大幅下降，出错率就会提高。这一点我不是在从沙米策尔湖出发的时候才意识到，而是几乎每天都能体会到。那我们的大脑需要多少睡眠呢？威廉·莎士比亚在他的悲剧《裘里斯·凯撒》中充满狂喜地描写睡眠："享受蜜糖一般的睡露"。工业化时代开始之后睡眠慢慢有了一些坏名声。有些人，比如发明家托马斯·爱迪生认为睡觉甚至是浪费时间。法国皇帝拿破仑·波拿巴和温斯顿·丘吉尔爵士，包括爱迪生，晚上只睡5小时，但是白天却偷偷地小憩一下。丘吉尔承认他会睡午觉，认为这种方式会让一天变成一天半。撒切尔夫人也认为睡眠是留给懦夫的。

如果不睡觉一个人能坚持多久，美国人彼得·特里普在1959年成为第一个试验者。他做到了8天加9小时保持清醒，而且在这期间，在纽约广场的一个玻璃容器中他每天还要主持3小时的广播节目。后来纪录变成了保持266小时清醒，当然没有额外的主持任务。但是关于这一话题的所有纪录和科学实验清楚地显示，人类迫切需要睡眠。被完全剥夺睡眠之后，我们不光会对自己的环境感到恐惧、怀疑甚至完全失去兴趣，而且很快就会出现幻觉和妄想，主要是我们的意志力和思考能力会消失。

在较短睡眠时间的试验中，受试者在两个星期内只睡6小时或者4小时，他们通过直观可测的结果证实，过了几天之后再睡一整晚跟每天睡一整晚相比，做事的效率绝对会降低。哪怕受试者说自己不困不累，他们的注意力测试结果也不一样。这一点也表明了睡眠不足的后果：人越累就越会高估自己的能力。

疲劳感对我们行为的强大影响力，我们也可以从自身的经验中看到：我们感到疲惫的时候喜欢把所有的事情都往后推，心情也不好，感觉自己作决定困难得多。认知任务也会让人感到疲惫，就好像马上要跑半程马拉松，或者必须一次性做完数学书上的所有题。

睡着以后，什么在驱动我们的大脑？

我们的睡眠是一场夜间的健康旅行。平缓的呼吸，放松的身体，心率也降低了。不过我们是怎么睡着的，为什么有时候入睡这么困难？

要想晚上睡得好，仅靠疲劳感是不行的。我们必须有睡觉的欲望，进入"睡眠大门"，让自己毫无障碍地入睡。有时候虽然很累，或者刚好累过劲儿了，这种情况下我们虽然很疲惫，却也不想睡。脑电图显示，我们的大脑在这种疲劳但没有睡意的情况下，事实上是清醒的。

因此要想入睡必须有意识地关闭我们的生物系统，从纯粹物理的角度看，"冷静"一些，因为我们的体温也会根据我们的睡眠－清醒节奏波动。所以稍微凉快一些的卧室会对我们有所帮助，当然也要尽可能地暗一些。光亮会让我们清醒，所以尽管我们很疲惫，如果我们的目光刚好落到电视屏幕、笔记本或者平板电脑的亮光上，也很难从它们前面走开去睡觉。

我们的睡眠按照不同的睡眠深度分成5个阶段：入睡阶段（第1阶段）；轻度睡眠阶段（第2阶段）；两种不同波长的深度睡眠阶段（第3和第4阶段）；快速眼动睡眠，是每个阶段的终点。不同的波长告诉我们大脑在睡眠时候的活跃程度。在快速眼动睡眠中，我们的眼球反复短暂地从右向左转动：在快速眼动睡眠阶段我们特别爱做梦，而且一些内容也会不断在睡梦中重复，所以一些内容可以长期保留在记忆里，例如写作或者拉小提琴。我们在睡眠中会再次体验一天中发生的事情，也会作出潜意识的决定哪些信息是我们长期所需的，并将其保存下来。

睡眠不足虽然不会导致大脑器官物质的丢失，但大脑在接下来的一天里就不再可靠，因为缺少了决定性的睡眠阶段。不足的睡眠可以在第二天晚上补回来，如果早点睡觉，虽然补不回所有的部分，至少能补回全部的深度睡眠和快速眼动睡眠的大部分，这样我们第二天早上就又会感觉很舒服。基本上是这样的。我们的大脑从来不会睡觉，也就是在我们睡觉的时候大脑不会关闭，而是调整了自己的功率，例如，它甚至会比我们看电视的时候更活跃。在睡眠中，我们的感觉器官和肌肉都处在待机模式中：很放松，但时刻做好准备，紧急情况下会重新启动所有程序。所以其他系统需要高速运转，完成重要的任务。比如我们的免疫系统在深度睡眠中会特别活跃，我们免疫细胞的库存、抗体和神经递质都会得到补充。

所以我们的免疫系统和大脑会安静地完成自己的工作，让我们保持健康。可见，保持充足的睡眠不是完全不重要，也不要太晚睡觉。我们的一生中平均要睡25年。所以我们要看到，必须在正确的时间好好睡觉，然后享受剩余的时光，好好利用时间。平均每天需要睡眠8小时，有些人会稍微多一些，有些稍微少点。这一方面所有人都稍微有些不同。

您要注意自己在醒来以后的15分钟之内是不是真正的清醒，感觉舒不舒服。如果不是，可以尝试早起15 ～ 30分钟，但是相应地也要早点入睡，然后看一下会不会感觉好一点。因为如果您早上总是很难清醒，也相应地很疲劳，可能您刚好把闹钟定在了您生物钟的低谷。不仅是睡眠，饮食也对我们的健康产生了很大的影响。

人真的吃什么、喝什么就是什么吗？

我们身体里成百上千亿的细胞都会在不同的时间段内反复更新。身体是真正的再生奇迹。更新细胞只需要我们通过饮食摄入的原生质。我们的身体是生存大师，所以它也可以在较低质量的食物基础上完成更新，不过可能我们会面临较快的身体老化过程，或者说太频繁的这样做会影响我们的健康。

所以我们不应该只关注如何变得"更聪明"，也要考虑我们"吃什么"！看起来好像我们相对于自己的身体，更关注自己的汽车。我们拒绝生物燃料，因为会损坏汽车油箱。不过我们对于给自己加什么油，看起来并不关心，否则所有人都只会加顶级燃料：许多蔬菜、水果、全麦面包、一些有机肉类、鱼类或者其他的高蛋白食物。

因为我们的大脑不光是由脂肪和蛋白质组成的，它的主要组成物质是水，大约占到80%。我们要注意摄入足够的水分，尤其在我们想高效利用大脑的时候。这就是说，除了其他的液体，如咖啡、柠檬水或者啤酒，我们每天至少要喝2升，最好是3升水：宁多勿少。这其中也包括草本茶和低热量的果汁饮料。第一升水要在午饭之前喝掉。您可以简单地把一只漂亮的水壶放到固定的位置，大约就在工作位置附近或者厨房桌子上，您的大脑就会自动想到喝水了。而且如果根据自己的口味在水中加入几片黄瓜、橙子、柠檬、生姜或者薄荷，味道会很好。虽然这听起来很老套，但却非常重要。

喝水的好处当然还有它带来的神奇副作用：我们的身体和皮肤细胞只有拥有足够的液体供应，才会完美无瑕。我们经常使用皮肤保湿霜，从外部补充水分，而为了自己的美貌，喝足够的水从内部补充同样有效。试试吧！

我们的大脑喜欢糖!

为大脑提供能量的是葡萄糖，它是一种单糖。我们的大脑无法储存葡萄糖，所以必须随时从身体获取。我们做一个小小的思维测试。假设您需要为水族箱里的小鱼儿们组织一次儿童生日派对，您有两种方案可以选择。您会怎么来庆祝?

形象化的葡萄糖派对：在 A 方案中，一开始就直接出现一条小丑鱼，它上演了魔术秀：它打开一只巨大的贝壳，里面有很多彩色的霓虹鱼像气球一样升起。接着游过一只浮游生物，抛洒彩纸，所有的小鱼儿都在欢呼。然后小丑鱼游回黑暗中，然后就没有然后了。有些无聊。鱼儿在派对结束的时候感觉怎么样?

在 B 方案中，小丑鱼在派对一开始上演了几项特技，然后也重新游回黑暗中去。过了一会儿它叫上了所有的小鱼，开始比赛，看谁能吐出最大的泡泡。胜利者可以获得一块红珊瑚作为奖励，它还可以帮助小丑鱼发射流光大炮，打开一只巨大的贝壳，里面会有很多彩色的霓虹鱼像气球一样升起。派对最后也会有五彩纸屑。这里有持续不断的快乐。鱼儿们最后会有多么幸福!

A 方案代表饮食大部分都是由白糖和面粉组成的，这两者很快都会转化成葡萄糖，立刻进入血液，我们会获得巨大的能量补充，但是持续时间很短。血糖水平的快速下降甚至会让我们比之前感觉更疲劳。面粉和糖燃烧得特别快，就像纸一样。但是也有食物可以像木炭一样耐烧。

B 方案中的饮食就十分丰富多彩，食物中另外还包括多种蔬菜，也有全麦面粉、糙米和水果。这些都包含复杂的糖类，它们可以缓慢地分解成葡萄糖，从而不断地进入血液。

真的有大脑食物吗？

大脑研究专家和医学家都认为我们的食物会影响大脑。据说每个人都可以通过"大脑食物"提高记忆效率，也就是可以提高反应能力、精神集中度、积极性，甚至创造力，还会有好心情。第一次听起来这么好。

"聪明薯片"特别棒，可以在晚上看电视的时候吃，让人像被施了魔法一样变聪明。可惜这样根本行不通，没有任何药片和胶囊可以做到。单纯靠食物没办法让人变得更聪明。但是聪明的饮食可以为我们的身体提供优质的养分，所以我们可以更好地集中精神，效率更高，也不会那么快就累。

科学研究证明维生素和矿物质——如铁和镁——以及氨基酸，可以对我们提高记忆力产生积极影响，它们可以参与神经递质的代谢。因为它们在脑细胞的脉冲传递中起到决定性作用，它们应该首先在饮食中得到足够的补充。

例如氨基酸可以直接成为或者转化为神经递质，它们是蛋白质的最小组成部分。氨基酸首先来自全麦面粉、豆类，如豌豆、扁豆和菜豆、黄豆，也就是在豆制品中，还有坚果中。动物蛋白首先来自鱼类和海产品、瘦肉、蛋类和奶制品。少量的富含脂肪的新鲜奶酪也不错，低脂凝乳同样不错。另外低脂凝乳是营养专家推荐的唯一低热量产品，因为在其他的低热量产品中，天然的味道都被人工添加剂取代了，不是很好！

绿色蔬菜甚至会产生奇迹般的作用。绿色健康的冰沙已经出现很久了，冰沙店像珍珠奶茶店和冷冻酸奶店一样，如雨后春笋般出现在大街小巷。

自我测试：我心想自己也能做到这一点，所以就给搅拌器分配了一个新任务：几乎每天早上都给自己调制一份绿色冰沙。算上清洗搅拌器都用不了5分钟的时间。网上有很多菜谱，我把菠菜和苹果、香蕉或者芹菜、苹果、芒果和鲜榨橙汁搅拌到一起，加一点可可粉或者亚麻籽油，这样身体就可以更好地吸收多种维生素。再往里加点水或者果汁，这样所有的东西就可以顺畅地搅拌到一起了。瞧！

什么都可以往里加：羽衣甘蓝、黄瓜、生姜、香草、坚果，还有沙拉，只要您能想到的，只要最后符合您的口味就好。果蔬越多，农药越少越好。尽可能到您信得过的市场上或者有机农场购买，然后把所有的果蔬都好好洗干净。另外您可以很轻松地用醋或者柠檬汁和水做一份果蔬清洗剂。

许多绿色食物很重要，因为绿色食物富含叶绿素，不仅让植物变成绿色，也有助于我们的身体排毒。果汁味道很棒，非常健康，也让我们感觉舒适；我发现我在喝的时候已经感觉自己多了一些能量，它们让我早上的时候更清醒，比喝一杯咖啡都管用，而且这样永远都不会出错。绿色冰沙也给那些不喜欢果蔬的人提供了完美的解决方案，因为能以浓缩的形式摄入维生素和矿物质，而且还很好喝！试试吧，这种趋势真的很好。因为只要身体好，我们的大脑就会更幸福，会拥有更多的能量。

在绿色蔬菜中我最喜欢西兰花和鳄梨，绿叶蔬菜如橄榄、菠菜、甜菜和生菜也不错，对大脑很有益处。核桃、香蕉、鼠尾草、蓝莓和草莓也有类似好处。脂肪丰富的鱼类如鲱鱼、鲑鱼和鲭鱼也因为富含$\Omega 3$脂肪酸而位列"大脑食物"之中，不过我不会把它们扔到搅拌器里。

另外，健康和丰富多样的饮食已经在柏林查理特大学为期3个月的的飞行员研究中得到证实，受试者包括超过50岁的从体重较轻到严重肥胖的志愿者。3个小组受试者的饮食完全不同：一组在研究期间少摄入30%的热量，饮食更健康；另一组多摄入15%的不饱和脂肪酸；最后一组保持正常饮食习惯。在随后进行的神经心理测试中，热量限制组的受试者成绩最好，受试者的学习和记忆能力得到显著改善。如果下次您的肚子饿得咕咕叫，而且眼前没有奶油蛋糕，至少知道这对您的心理健康有好处。

另外，低热量饮食跟饥饿没有任何关系。我们应该每次吃完饭以后都有一点轻微的饱腹感。尽可能好好咀嚼，因为我们的大脑需要稍微长一点的时间才能注意到我们已经饱了。

饮食话题经过不断发展，俨然成为了一种"替代宗教"，每个人都会形成自己的饮食信仰。如果相信一种特定的食物会让人更聪明，可能真的是这样。烹饪和尝试新东西有助于我们变得更聪明！

本章要点

- 耐力运动有助于改善大脑供血和新脑细胞的产生与融合。学习和尝试新事物也同样重要。
- 充足的睡眠让我们保持高效。我们平均每天需要8小时的睡眠，每个人的情况可能不一样。
- 注意丰富多彩的饮食，里面要包含大量蔬菜。

运动会让您变得更聪明

- 定期做运动或者去散步。
- 在日历中写下时间安排。注意那些无法拒绝的安排，比如商务约会。
- 和朋友或者同事约好一起运动，然后必须拒绝其他人的邀约，您也不希望出现"撞车"的情况！

睡眠会让您变得更聪明

- 下次度假的时候找出自己的睡眠类型。不要定闹钟，过几天之后您会发现，您需要多少小时的睡眠。
- 周末的时候老是起太早？您就想象成这是周一，必须立刻去上班。这种想法可以有效地帮助您再睡上一小时，对吧？

饮食会让您变得更聪明

- 食物要丰富多彩，首先要有很多水果和蔬菜，以及鱼类或者豆制品。
- 每天大约喝3升水。
- 每天吃点坚果和葡萄干真的有好处。
- 我们的身体需要一些脂肪，还有健康的油类，如油菜籽油、亚麻籽油、芝麻油、南瓜籽油、核桃油、杏仁油、鳄梨油、橄榄油或者麻油，尽可能从受到严格控制的有机农场购买，不过不要对其过度加热。椰子油最适合油炸。
- 经常喝上一杯绿色冰沙。

第13章
我怎么能记住所学的东西?
——学习和回忆

"我们就是自己的回忆。"

埃里克·坎德尔

我忘记——没忘记

我做了很多年的记忆训练师,曾经得过青年记忆比赛世界冠军。但我有时候会问自己:这一切是怎么发生的? 可能您会觉得我从来不会忘记东西,至少很少会忘记。但事实不是这样,因为记忆运动选手也是遗忘冠军。我也会忘掉一切可能的事情。机票落在酒店,手机忘在自动取款机上,钱包落在家里。

我总是很惊讶自己竟然忘掉了一个人长什么样或者他的名字——作为记忆世界冠军必须把这些牢牢记在脑子里! 不,我要让您失望了。如果我一直坚持不懈地努力,可能会好一些,但是我已经说过,在有些事情上我有点懒。

在记忆力比赛中几乎总是使用短期记忆。可能应该相应地把比赛的名字改改。不过要改成短期记忆力世锦赛也不是很对,因为有些科目需要1小时的记忆时间,复述甚至需要2小时,总归已经有3小时的时间了。另外,记住那些断章取义的虚构的历史事实、单词列表或者不管什么样的一系列数字也没有意义。这样来看我的大脑也不太关心是不是忘记了它们，还是对的。

　　有一些很好的技巧和办法可以让人真的很容易就记住在特定时间、报告或者考试中所需要的信息。如果您想记住对自己确实很重要的东西，那么记忆技巧就很有用。经过一些练习您就可以在很短的时间内记住文章的内容，如果能在隔一段时间之后再回顾几次，可能过几年还能记得，但是必须复习回顾！也就是如果我处在重要的情况下，我相信记忆技巧是有用的。前提是我必须做好充分的准备。跟任何一种运动形式一样，一般都必须经过特别多的记忆训练，才能做得特别好。

　　但是我们很少能记住自己知道的所有事情。到底想记住哪些信息，相当一部分主动权都掌握在自己手里，因为所有值得记忆的东西都有自己的记忆技巧，我现在就给您介绍几个。

什么叫学习？

　　我小时候根本不相信老师说的，不是为了学校，而是为了生活而学习，父母说的也不信，其他人的更不用说了。一开始我觉得上不上学根本无所谓，所以我一开始根本就不是什么好学生。幸运的是我后来学到了记忆技巧，这给我带来了很多乐趣。把这些技巧用在学习上，让我在棘手的情况下获得了难以置信的帮助。现在我们还有很多领域都会碰到终身学习的情况，简直有点太多了。人的年纪越大，可能就越会觉得这样做不是一个坏主意。现代社会的几乎所有职业的培训和职能范围都越来越复杂。谁能谈笑自如地应对日益繁荣的机械化，以更快的速度获取新知识或者能说不同的语言，就有更多的机会取得成功。虽然我们的大脑会自发地学习，但是我们当然可以为它提供支持，刚好就在对它要求不断提高的时候。

要学习具体的知识在我看来分成3个阶段，也就是理解、记忆和回忆。如果说有什么事情让我很兴奋，可能是第一个阶段——理解已经完成了，可以把信息保存到长期记忆里。但是我们经常会碰到：我们理解了、原则上也记住了一些知识，但是在关键时候就是想不起来。虽然我们可以从不同的选项中猜对正确答案，或者如果有人给出一个答案，我们会点头表示赞同，但是没有提示的话我们就没辙了，我们没法自己说出答案。

为了理解某段文字和它的上下文，我们可以通过尽可能多的不同角度来观察，找到关于这个话题的不同文章，进行关联，解释问题，向别人请教或者更好的办法是：自己给别人解释或者应用这些内容。这在学习心理学上对应的是"加工深度"。这个概念包括了我们理解问题的深度和知识融入到我们现有网络的方式。至于我们能以多快的速度记住它们，当然也取决于我们之前的经验，它们在我们真正想学习知识的时候扮演了重要角色。

我们的大脑是如何学习的？

在前面几章里我们已经学到了一些学习方法。我们知道海马体在学习的时候起到了决定性作用。它会和其他大脑区域（也就是跟前额叶皮层和杏仁核）一起对新接收的信息进行评估。

如果我们想深入地学习新知识，我们之前的经验就会让海马体变大，所以我们为它提供越多的新经验或者学习内容，它的工作效率就越高。幸亏我们无法阻止我们好奇的大脑去学习，因为所有进入大脑的信息都会自动受到新鲜值检测，这一点我们在关于作决定那一章已经提到过，这样就会在大脑中实现我们神经网络和我们对世界认知的更新。我们总是在学习——生命不息，学习不止。

如果我们用心学习，屏蔽无关信息，积极地参与，就会让学习新知识的效率得到提高。这时候我们的奖励中心就会作出反应，通过舒适的感觉来奖励自己。虽然我们天生都有获取新知识的欲望，但是不知道为什么后来我们会觉得学习很难。如果我们不断面临新的挑战，没法总是让自己兴奋起来。所以我们不仅需要了解自己的动机，还需要弄清楚自己的积极性杀手，有时候我们根本意识不到它们的存在。

所以学习的时候得到赞美一般都被认为是积极的强化手段。心理学家卡罗尔·德维克通过对400位来自纽约的五年级学生的一项研究证明，好意的赞美甚至可能会变成积极性杀手，会对孩子的积极性、效率和自我认知产生消极影响。在这项研究中，孩子们必须先揭开相对简单的谜语，然后就会因为取得的成绩而不断地得到表扬，表扬他们的智商或者付出的努力。经过几个困难的测试和谜语之后，一个小组的受试者因为自己的努力而得到"你一定付出了很大努力"的表扬，他们已经可以更专心、更有毅力地工作。孩子们最后又做了一个跟入门测试相似的测试。那些得到像"你太聪明了"这样表扬的孩子成绩比一开始要差，而另一组孩子的成绩却提高了30%，因为他们不害怕失败，而是充满激情地面对新的挑战。害怕无法满足大家期望的心理会极大地削弱我们的积极性，降低我们的效率。

所以我们必须找到可以激发自己学习激情的办法，可以通过不同的动员方式实现，通过学习手段让学习变成积极有趣的过程，或者通过持之以恒的练习。这样取得的成功会给我们动力，学习又可以带来乐趣了。如果我们得到锻炼，就可以更轻松地记住信息，因为我们拥有经过扩建的网络，可以轻松地记住新信息。所以德国空中交通管制协会的阿克塞尔·拉布就告诉我（之前我跟他谈到过一心多用的问题）他现在还能用英语记住所有的电话号码和数字，因为作为飞行管制员，他每天的工作就是用英语记住6～7位美国军用飞机的代码。

除了正确赞扬之外，运动也会对我们有所帮助。许多演员主要是在运动的时候记住自己的台词：散步时、在家用椭圆机上或者在摇椅里。而且如果将文本跟姿势或者手势联系在一起就更容易记住了。这样的方法不光适用于文本。哪怕在解代数题的时候，动动手也会让您更好地想出解题思路，这是罗切斯特大学的心理学家苏珊·瓦格纳·库克在一项测试中发现的。在给孩子们解释完如何解特定的数学题之后，这些孩子要么可以大声解释解题思路，用自己的双手做特定动作；要么只能摆出特定的姿势。那些通过手势和大声解释来处理答案的学生，3个星期之后还能回忆起超过90%的答案内容，比只通过手势来记住代数题答案的小组要好。只通过口头方式解决问题的学生记忆效果就差了很多，他们只能记住解题思路的33%。

所以我们需要在学习的时候加强运动，而不是静静地坐着。为什么我们这样能更好地记住信息，目前人们还没有完全研究清楚，但是可能原因很简单，就是我们的大脑通过运动可以变得更活跃，在学习过程中产生了其他链接。

我们怎么能牢牢记住信息？
——讲故事的重要性

如果信息、情况和联系可以让我们感兴趣，我们就可以记得最清楚。格拉德·许特说："大脑的状态取决于我们如何鼓励它。"如果我们想记住新信息，必须让自己对此感到兴奋。现在我也知道为什么记忆力训练一开始给我带来了这么多乐趣，如此吸引我。

我上小学的时候觉得学校的课程无所谓，我只对在君特·卡斯滕博士的课上所学的不同记忆技巧特别感兴趣。我很庆幸自己偶然间发现了这门课，因为上课的地点就在我们家住的街上。在这里我们可以放飞自己的创造力，为自己有趣的主意哈哈大笑。另外我们的训练师总是通过新颖的小比赛鼓励我们。后来我就慢慢地对每个数字设定的图片——我之前已经提到过，羊代表68，树代表93——有了更好的感觉。这些跟感觉相联系的图片记起来要比单纯的图片快得多。我们在这堂课上都被这些有效的办法迷住了，我们就想象羊儿骑在鸽子上在天空飞翔，落到了一块毯子上，然后坐上汽车继续驶向美丽的山谷。这就是我记忆数字68、19、31、90、15的一个故事。至于我为什么正好选用这些图片，已经在我《为什么羊从树上掉下来了？》一书中解释了。

您现在不需要读完刚才说的那一整本书，我下面简单给您介绍一下集中记忆的方法，可以帮助您更加轻松有趣地记住信息：

1. 随便想一个单词。_____从树上跳出来。我们可以记住所有自己想出来的东西。这在心理学上被称为"启动效应"。始终用自己的话来描述学习材料。

2. 我们可以将信息跟自己已知的东西联系起来，这样记忆效果会很好。也就是我们需要建立起跟我们长期记忆力锚定的东西的"链接"，这样我们才能毫无障碍地调取信息。加拿大的心理学家唐纳德·赫布早在1949年就提出了一条规则：一起放电的就能串联在一起（what fires together, wires together）。如果我们想记住克里斯托弗·哥伦布在1492年发现美洲，然后负责哥伦布和负责1492年的脑细胞之间就会建立起强大的联系。我们越经常使用这种组合，也就是复习或者找到捷径，这些脑细胞相互之间的关联就越密切，相关的神经键就会得到强化。我们回忆起哥伦布的时候，神经键会自动激活"1492"脑细胞，这样我们就能同时记起这两条信息。您在闻防晒霜的时候一定能马上就想起上个假期。

3. 我们首先会记起"图片和故事"！我们本来就不容易记住抽象的信息，如事实、数字或者公式。

4. 非同寻常、引人注目或者有趣的东西都更容易记住，因为我们的大脑会特别活跃。

5. 我们对于那些以特殊方式触动自己感觉的事情也记得很清楚。您可以想想，所学的知识什么情况下会派上用场，这样就跟自己的感情建立起联系了。

6. 为了能长期记住信息，我们必须先要运用和"回顾"——最好学习完之后立刻复习，接着当天晚上再复习一下，然后是过一周，一个月。研究显示，如果我们在几个星期的时间内将所学的知识复习了7遍，就会把它们牢牢地记在脑海里。比单纯的复习更好的是直接运用所学知识。

如果您在一开始复习的时候学会了运用所学的知识，一定会记住更多的信息，多得超出您现在的想象。不光是这样：您的大脑也会奖励给您幸福感。

形象化的6个记忆角度：您可以想象自己是我们大水族箱里的一条小鱼，想要记住可以帮助您更轻松更有兴趣地记住所学知识的6种方法。作为鱼儿您当然要想出点什么东西，也就是启动自己。您想出来一个拼图，所有的部分都必须能正确地拼凑起来，也就是相互之间正确地连接起来。然后您就开始动手拼图，慢慢地您就可以看到拼图上的图片故事。您可以看到一条鲨鱼的后背被几只绿色的小海龟和红色的螃蟹掐住了。我们的小鱼当然觉得这样很好玩。这可能会触动您的感觉，要么您会为小鱼感到高兴，要么会对鲨鱼感到惋惜。最后您和小鱼的积极性就被调动起来了，可以记住所有6点，所以您可以马上再重复一下这个故事。

当然您也可以自己想一个更容易记住的故事。您是不是想到了可以记住这6点的属于自己的故事？我们自己构思的故事可以让我们利用大脑在我们学习的时候给我们展现的所有优势。如果您想记住新知识，例如名字、词汇、产品信息或者谈话线索，那就从现在开始编些小故事。通过这种方式您基本上可以记住所有的内容。

尽管我们使用了技巧，复习却是关键，因为我们的大脑通过练习，以后可以不需要太费劲就能想起所学的知识。不光是在学习材料上，我们也可以在脑子里将动作流程过几遍，这样会记得特别深刻。

米凯拉·席弗琳是2014年夺得冬奥会大回旋项目的年轻的美国奥运冠军，比赛之后她说比赛一点也不难，因为之前几百次的训练已经把可能的情况都遇到了：她已经战胜了自己，从排在第三位到可能继续下降，她在脑海里学习别人的技巧，最终赢得了比赛。结果就是："对其他所有人来说可能是第一次参加奥运会，对我来说已经参加了几千次。"

如果我们想非常准确或者逐字逐句地回忆起信息，讲故事的技巧当然也有记忆的局限。如果有超过10条信息需要记忆，我们很可能会弄错或者忽略掉什么，所以还有其他更好的办法来帮助您记住更大量的信息。

位置记忆法

位置记忆法是拥有超过2000年历史的记忆方法。古希腊和古罗马时期的人们就已经使用这种方法来记忆演讲的关键点。

这种方法就是在您熟悉的房间里，按照逻辑顺序安放所谓的位点。例如从屋门开始，考虑一下要按照哪条路线走进房子，然后依次固定好位点的顺序。

您也可以将路线固定到自己身上，就像我们演示过的那样。第1个位点就是鞋，第2个是膝盖。您可以悄悄地在脑子里将这些点都过一遍，另外每次都用手按在位点上，这样记忆效果就更好，因为出现了动作。我们马上就能用到这些点。裤兜是第3个点。第4个点是后背，第5个是肚子，胸部是第6个，然后是肩膀、脖子、脸和脑袋。排在第11位的是放在脑袋上的手，第12位是肘部，如果您的手还在脑袋上，一定能看到自己的肘部。

现在我们的点有：

1. 脚
2. 膝盖
3. 裤兜

4. 后背
5. 肚子
6. 胸部

7.	肩膀	10.	脑袋
8.	脖子	11.	双手
9.	脸	12.	肘部

现在我想请您思考下列问题。

1. 您还记得我们在第1章关于大脑的部分都学到了些什么吗？

2. 您可以把关于思考的知识用到哪些方面？

3. 在"过量信息"这一章讲了什么？

4. "一心多用"都说了些什么？这样行吗？

5. 我们在第5章关注了"注意力"，对吗？

6. 怎样可以减轻压力？

7. 您最想尝试的时间管理技巧是什么？

8. 您想通过什么方式来激励自己？（为什么？）

9. "作决定"这一部分说了什么？

10. 您在哪些方面能更有创造力？

11. 我们什么时候更需要集中精神？

12. 运动、睡眠和饮食——您是不是想做些改变，为什么？

还有学习，这是我们现在正在做的事。突然出现了很多问题，通过这些问题您可以更新这本书的内容。可能您已经发现自己可以更深入地研究哪些方面了。您的回答可以帮助您变得更聪明、更幸福。

所以我想借助这些问题告诉您，我们如何通过身体路线来记住信息。关键是将已知信息和新信息通过尽可能逻辑、搞怪、特殊或者有趣的方式链接到一起，就看您自己对什么最感兴趣了。通过这种方式您可以更容易记住一些东西。

1. 脚和大脑

您把脚并在一起，夹紧脚趾，就可以想象到上面拥有两个半球的大脑。我跟您说过了，图像越奇特效果越好。

2. 膝盖和思考

您知道罗丹的雕像《思想者》吗？思想者在思考的时候把一只手放到自己的膝盖上。或者您可以弯下腰，蹲下来思考。

3. 裤兜和过量信息

您可以想象自己把智能手机放到裤兜里藏起来，同时消失的还有过量的信息。

4. 后背和一心多用

想想如果躺在床上，自己可以同时完成多少任务。在笔记本上写东西，晒太阳……您一定能想到很多事情。

5. 肚子和注意力

好好注意一下，如果您很小心地往肚子里吸气是什么感觉。

6. 胸部和压力

压力太大会导致心率上升，大家都知道心脏在胸腔里。我们不想有太大压力，因为还想有足够的时间留给我们在意的家人和朋友。啊，这是一幅多么漂亮、多么可爱的画面！

7. 肩膀和时间管理

要想记住第7点是肩膀，可以想象肩膀上坐着7个小矮人向我们眨眼。当然我们也会眨眼作为回应。肩膀上的7个小矮人会使用什么时间管理方法让自己有充分的时间来眨眼？

8. 脖子和积极性

您怎么能让自己积极做运动或者更健康，这样您的脖子就不会经常痒，您也不会经常生病，而且必须戴个围巾？可能您想到了一幅更好的图片？

9. 脸和作决定

是的，如果我们作出了一个很好的决定，我们的整个脸上当然就会闪耀着光彩。

10. 脑袋和创造力

您脑袋里想到的有创意的发型是什么样的？可能是一条粉红色的胭脂鱼？

11. 双手和注意力

如果我们想特别集中精神，当然会把双手放到脑袋或者太阳穴上为脑袋提供支持。

12. 肘部和运动、睡眠和饮食

您在做这些事的时候，看看您的肘部多么漂亮。既然肘部看起来这么神奇，那整个画面会是什么样的？

我希望没让您的想象力感到太疲劳。使用这些记忆方法确实会很有效。好好看一下这些非比寻常的有趣例子，您会在使用记忆方法的时候为自己想到的疯狂画面和神奇想象力感到吃惊。越经常想到奇特的画面，我们就会感觉越容易。另外，广告也会采用类似的办法。广告经常就是讲故事、调动情绪并且让人感到吃惊。

路线技巧的重点在于让链接成为大脑里的图形想象力，而且自己在心里能"看到"。如果只是阅读或者只想出图形不会有太好的效果。您可以试一下能不能按照身体路线重新想起这 12 个关键点。

如果您把线路点放到一个房间或一栋房子里，以后也不需要总是待在屋里，因为您可以在心里摆脱空间的束缚。您在准备考试的时候，我建议您将每个线路点都跟重要的信息联系起来，在面对大量学习材料时，必须要先确定很多线路点。掌握了技巧之后您就可以体会到学习带来的兴奋和快乐。

扮演其他角色

如果您有很重要的考试，我建议您早点开始学习，这样您的大脑才能有足够的时间为新材料建立所需的链接，把它们嵌入到现有的模式里或者重新开发新模式。这样做需要时间，当然，如果想要长时间记在脑海里，复习和运用知识是最重要的。

晚上睡觉前都要复习所学知识，因为我们的大脑主要是在晚上"加工"和"学习"自己白天看到的东西。

如果您想通过测试，可以把自己想象成让自己感到惊奇的最聪明的人之一，您觉得他会怎么做，您就怎么解决问题。研究显示，这样做非常有效：英国教授罗伯特·哈特利曾经要求学生把自己当成自己认识的特别聪明的朋友。接着您就要按照这位聪明人的做事方式来完成测试，而且可以看到这样是可行的。成绩一般的学生可以通过这种方法达到最好学生的水平。您可以试试。现在我们再来简单看一下怎么通过我们学到的简化版方法让自己变得更聪明。

本章要点

学习的时候：

🧠 要有积极性；

🧠 要能自己复述学习的内容；

🧠 要跟自身联系起来；

🧠 要将新知识跟熟悉的东西建立联系；

🧠 要想出有趣的奇特图像；

🧠 要调动起自己的情绪；

🧠 要学会利用自己的双手。

要想把知识保存在长期记忆里，我们必须经常复习和运用。

这样做会让您变得更聪明

🧠 在您的日常生活中试试讲故事的技巧。

🧠 借助讲故事技巧记住每日新闻的主题。

🧠 第二天再按照身体路线尝试相同的内容。

🧠 在家里确定一条拥有30个点的路线。最好从屋门开始，然后按照一定的逻辑顺序分配到不同的房间，在那里找到醒目的线路点。

🧠 第二天可以比如对照您的购物清单来验证一下线路点。

🧠 每周都学点自己感兴趣的新东西，比如演员的名字、所有的总理、欧洲的首都城市……放飞您无边的想象力。

第14章
献给那些急性子的人

走近新知识

我们都知道，心急吃不着热豆腐。本书一开始我就跟您说过，读完这本书之后您的大脑就不是原来那个了。对我来说这本书不仅改变了我的大脑，还改变了我的整个生活，而且不是一星半点。我现在每天早上都冥思，每天工作一开始都做些简单的工作记忆训练。我现在知道自己该如何思考目标并且调动起自己的积极性。不管我现在是不是真的手里拿着一本大脑使用说明书，大家一看我就知道了。但是我注意到我们的大脑拥有非常梦幻的基础配置。本来我们只要用心地倾听自己的心声，就会知道自己想要什么。我们一定没有知识问题，更多的是执行问题。前提是我们真的想要改变自己——现在我们也知道该如何改变了。

我们不能一口吃成胖子，立刻很容易就变聪明。因为我们已经看到了，我们本来一次就只能改变生活里的一个方面。所以我建议您一步一步地学聪明。找到唯一的一个您觉得特别重要的主题，然后在一个月内只关注这个主题的细节。接下来的4个星期内只管这一个问题。如果您想改善自己的时间管理方式，一开始只用一种技巧；如果您要开始注意力训练，那就先去报个班。

可能您很快就又忘了注意集中精神或者时间管理技巧，不过没关系。解决办法很简单：反复重新开始。所以哲学家阿尔贝•加缪和西绪福斯觉得那些不断重新开始荒谬的每天生活的人，才是"幸福的人"和"荒谬的英雄"。您甚至可以决定想让西绪福斯推动哪块石头。

我们反正偶尔也需要放纵一点，这样才能重新进入更自律的新阶段。如果想要培养一个积极的好习惯，有时候我们必须把沉重的石块推到山上。如果已经实现了这个目标，但是石块又滚下来了，我们可以在这条路上放松一下或者不需要再为之前做过的所有事情付出这么多努力，因为它们已经变得习以为常了。我们可以让石块稍微滑落一些。但是如果我们想把石块重新推到山顶上，那就又回到了比较辛苦的阶段。

如果您觉得坚持4个星期的自律有点困难，您可以一开始先设定坚持2个星期的目标，不管怎样执行起来会简单得多，然后再重新开始。总有一天您能坚持到4个星期。我们平均需要66天才能真的改变一种行为模式。那您的小目标就是一开始坚持2个星期，然后慢慢提高到66天。中间中断几天当然没问题，但是石块必须得动起来。我们知道总是要把大项目分解成一些小目标。有时候坚持一天就已经是一个中期目标了。

您可以在一年的每个月里都进行一个小小的改变或者专心研究一个主题，这样就可以延长这一个月的时间，开始属于自己的"大脑年"。最重要的是要干脆地迈出第一步，因为这跟使用说明没有关系。哪怕是比利书柜也不会自动就搭起来。现在就开始吧！

我们反正没法改变别人，那就改变自己。如果自己发生了变化，可能其他人也会跟着变。比如如果您觉得自己没有时间做运动，因为家庭需要您付出很多，那您就可以把这两者串联起来：跟家人一起骑自行车、赛马、嬉闹、散步或者游泳。

您可能需要小小的启动帮助。您可以把下列主意的优缺点都写下来：我从现在开始，在一个月的时间内，每天至少有意识地拿出5分钟来做一件自己想有所改变的事情，会对我有什么好处？您还可以写"有趣"，也就是可以额外带给您改变的东西。这是一个很好的办法，可以从不同的立场和观点来看您的目标或者所有可能的主题。

我在一个月的时间内，每天至少有意识地拿出5分钟来做一件自己想有所改变的事情，会发生什么？

积极的：_____

_____

_____

_____

消极的：_____

_____

_____

_____

有趣的：_____

_____

_____

_____

我们以后该怎么使用自己的大脑？不要忽视对它的管理！做些能让我们感到快乐、有积极性的事情。每天都要一件一件地做事，比如用心做事、读书、写下自己的想法、有意识地上网、自己思考，先做那些自己真的感兴趣的事情。鼓励自己，问自己为什么情绪不好，说明自己的问题。如果您能保持好奇心和惊奇感，就能获得新知识，可以让您更轻松、更有创意地解决问题。您可以为自己想学的知识或者想实现的目标想象一幅画面。您一定会——自动地——感觉很幸福！